DEUX RAPPORTS

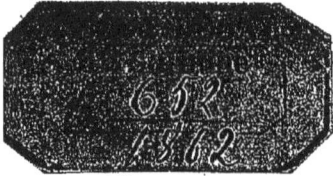

ET

TRIBUT ACADÉMIQUE,

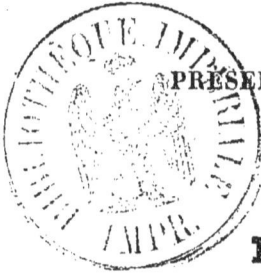

PRÉSENTÉS A LA SOCIÉTÉ DE MÉDECINE

DE TOULOUSE ;

Par M. le Dr NOGUÈS,

Ex-Chirurgien en chef de l'Hospice de la Grave, Médecin en chef
de l'Hôtel-Dieu Saint-Jacques, Professeur adjoint de
Clinique interne à l'Ecole de Médecine
de Toulouse.

TOULOUSE,

IMPRIMERIE DE CHARLES DOULADOURE,

RUE SAINT - ROME , 39.

1862.

DEUX OBSERVATIONS

DE PÉRITONITE SIDÉRANTE PAR PERFORATION INTESTINALE ; UNE OBSERVATION DE DYSSENTERIE SPORADIQUE GRAVE, SUIVIES DE RÉFLEXIONS PRATIQUES ;

Par M. le Docteur NOGUÈS, Membre résidant.

1re OBSERVATION.

Ulcère de l'estomac terminé par perforation ; Epanchement des matières alimentaires dans le péritoine ; Péritonite sidérante; Mort.

Le 17 mai 1861, est entré à l'Hôtel-Dieu Saint-Jacques le nommé Lavigne (Pascal), âgé de 31 ans, d'une constitution très-faible. Ce malade, exerçant la profession de portefaix, se nourrissait mal, et prenait depuis longtemps grande quantité d'alcool. En 1851, Lavigne fut admis à l'hôpital où il passa un mois et demi. Le chef du service diagnostiqua une gastralgie qu'il traita par les moyens employés ordinairement contre cette maladie. En 1854, Lavigne fut obligé d'entrer une seconde fois dans le même hôpital ; les phénomènes dyspepsiques que le malade éprouvait, furent encore traités avec succès.

Le 13 juillet 1860, Lavigne entra encore à l'Hôtel-Dieu. Son état morbide se manifesta par un ensemble de phénomènes dyspepsiques divers qui cédèrent promptement à un régime approprié et à l'usage des eaux de Vichy.

Enfin, le 17 mai 1861, ce malheureux fut contraint d'entrer pour la dernière fois dans le service de la clinique. Voici les symptômes qu'il présenta. Une demi-heure après avoir

1

pris un bol de café au lait, le malade accusa des douleurs vives qui, naissant dans l'épigastre et dans l'hypochondre gauche, s'irradiaient dans tout le ventre. Bientôt après des vomissements se déclarèrent ; les matières rendues étaient constituées par un liquide noirâtre, dans lequel surnageaient quelques fragments de lait caillé. La soif était ardente, la peau sèche, le pouls petit, concentré. Le facies, d'une couleur jaunâtre, exprimait une grande souffrance. Nous prescrivîmes la glace pour boisson, une potion fortement opiacée, des synapismes aux extrémités inférieures.

A quatre heures du soir, l'état du malade s'était considérablement aggravé. Lavigne ne pouvait guère se tenir couché dans son lit ; invinciblement plié en deux, il restait dans le décubitus latéral. En explorant la cavité abdominale, nous pûmes constater dans la région hypogastrique, une tumeur volumineuse, fluctuante, paraissant due à une rétention d'urine. Le cathétérisme n'évacua qu'un demi-verre de ce liquide. La tumeur existant toujours, nous pûmes croire qu'un caillot de sang était venu obstruer la sonde. L'algalie fut retirée ; mais il fut constaté que ses yeux n'étaient point fermés. Le cathétérisme répété une seconde et une troisième fois, ne donna plus issue à une goutte d'urine : la tumeur hypogastrique persistait toujours. Craignant de n'avoir pas introduit la sonde dans la vessie, je poussai une injection d'eau tiède ; le liquide ressortit par la sonde aussi limpide qu'avant l'opération. Il résultait de là que la sonde était bien dans la vessie et que cet organe était vide et intact.

A six heures, le malade est dans un état désespéré ; la peau est couverte d'une sueur froide ; la circulation est annihilée ; on ne sent le pouls qu'aux carotides et aux artères crurales ; le facies exprime une souffrance des plus aiguës ; la soif est inextinguible ; l'intelligence est intacte ; le malade rend parfaitement compte de son état ; la région sus-ombilicale est fortement contractée en forme de ceinture. Des crampes naissent dans cette région, et s'étendent jusque dans les extrémités.

En réfléchissant sur l'ensemble de ces symptômes, en comparant entre eux les différents états morbides auxquels ces phénomènes peuvent se rapporter, nous nous arrêtâmes à l'idée qu'ils étaient occasionnés par une rupture d'un point quelconque du tube digestif; nous prescrivîmes encore la glace et l'opium; nous essayâmes l'électricité, mais tout fut inutile : Lavigne succomba à neuf heures du soir.

Autopsie cadavérique, 26 heures après la mort.

Le corps tout entier était dans un état de rigidité très-prononcée, le ventre considérablement ballonné; des matières fécaloïdes s'écoulaient par la bouche.

L'incision cruciale des parois abdominales donne issue à une certaine quantité d'un liquide noirâtre, en tout semblable à celui qu'avait rendu le malade au début de son affection; le péritoine est partout fortement injecté; le grand épiploon est rouge et couvert par-ci par-là de fausses membranes encore molles; l'excavation pelvienne est parfaitement circonscrite par des adhérences peu consistantes qui lient entre eux les organes voisins. Cette excavation est remplie par un liquide où l'on reconnaît encore le café au lait que le malade avait ingéré le matin; les intestins grêles et gros, minutieusement observés, ne sont le siége d'aucune perforation.

L'estomac est un peu plus capace qu'à l'ordinaire; scruté avec soin, nous avons trouvé dans son intérieur un liquide jaunâtre dans lequel flottaient trois noyaux de prune. A huit millimètres de l'orifice pylorique et dans la région du bord supérieur de l'estomac, nous avons constaté une perforation d'une forme ovalaire; un quatrième noyau était logé dans cette perforation comme s'il devait l'obstruer; les bords de cette perforation étaient durs, calleux, et coupés à pic. La portion hépatique du duodénum est rétrécie dans l'étendue de quatre centimètres du côté du pylore, de manière à ne pouvoir admettre qu'un crayon ordinaire. Les tuniques de cet intestin sont dans l'état normal; l'anneau pylorique ne présente rien de remarquable au point de vue de sa contexture; il participe seulement au rétrécissement du duodénum.

2ᵉ OBSERVATION.

Fièvre catarrhale ; écart de régime pendant la convalescence ;
Perforation de l'intestin ; Péritonite sidérante ; Mort.

Le nommé Sabaté, âgé de 24 ans, d'un tempérament sanguin, marchand de caillé, est entré dans le service de la
clinique le 16 juillet 1861. Ce jeune homme avait été vac-
ciné ; il n'avait jamais été malade depuis qu'il avait essuyé la
rougeole à l'âge de huit ans. Cinq jours avant son entrée à
l'hôpital, le jeune Sabaté avait éprouvé un frisson général
assez intense, qui fut suivi de céphalalgie, de soif et d'une
grande lassitude. Malgré la persistance de ces symptômes, le
malade avait pu continuer son travail. Mais le mal ayant
augmenté, Sabaté se décida à venir à l'hôpital. Voici son
état :

Le malade est couché en supination ; sa figure offre un peu
de stupeur ; il répond avec lenteur aux questions qui lui sont
adressées ; il est prostré. Il se plaint d'une céphalalgie fron-
tale assez forte ; les pupilles sont contractées. Le ventre est un
peu tuméfié, légèrement douloureux dans toute son étendue,
mais plus particulièrement dans la région cœcale où aucun
gargouillement ne se fait sentir. Les évacuations alvines sont
rares ; la soif est assez intense ; la langue, couverte d'un enduit diphthéritique, est rouge sur les bords et à sa pointe ; la
bouche est amère et pâteuse. Il y a de légères vomituritions,
un peu de difficulté dans la déglutition. Le pouls, ni fort ni
faible, bat de 95 à 100 fois par minute ; la chaleur de la peau
est âcre, mordicante ; point de tache lenticulaire ni de pété-
chies. La respiration n'offre rien d'anormal, si ce n'est un peu
d'accélération.

Cet état morbide que j'appelle fièvre catarrhale persiste
pendant quatre jours. Les symptômes n'augmentant ni ne
diminuant, on ne fait que de la médecine expectante. A partir
du 20, une légère diarrhée survint ; dès lors la stupeur et la
prostration diminuent insensiblement ; la langue se dépouille

de son enduit jaunâtre, le ventre s'assouplit; le pouls rentre dans son état normal. Le malade demande à manger (B. 2 tapioka, Lim. sucrée p B.), l'amélioration marche toujours; le 24, le malade mange du vermicelle; la convalescence est alors bien décidée.

Le 26, Sabaté mange cinq oranges qui lui furent apportées par son camarade; le lendemain nous trouvons son état bien différent de celui de la veille; le ventre est ballonné, tendu, très-douloureux; la soif est ardente; le pouls est filiforme, à peine sensible; la peau froide et couverte d'une sueur visqueuse; le facies cyanosé exprime la plus vive souffrance; les yeux sont profondément excavés.

Nous ne pouvons nous rendre compte d'un changement aussi subit et aussi grave, qu'en admettant une péritonite sidérante, déterminée par la perforation d'un point quelconque de l'intestin. Nous prescrivons l'eau glacée donnée en petite quantité, et un décigramme d'opium divisé en huit pilules à prendre une toutes les 2 heures; le malade meurt le 27, à 10 heures du soir.

Autopsie cadavérique, 24 heures après la mort. — Le ventre très-ballonné est incisé crucialement; le tube intestinal est énormément distendu par des gaz; sa tunique séreuse est d'un rouge vif dans toute son étendue, tant dans l'intestin grêle que dans le gros. De fausses membranes molles existent entre plusieurs circonvolutions intestinales. Le péritoine pariétal est aussi partout fortement injecté; la cavité du petit bassin est remplie par un liquide jaunâtre dans lequel on distingue quelques débris d'oranges; on découvre une perforation dans l'iléon, non loin de son insertion au cœcum.

L'intestin grêle est détaché du mésentère avec précaution; on l'ouvre dans toute son étendue en suivant son bord adhérent. On trouve sa muqueuse dans l'état physiologique le plus parfait partout, excepté à 20 centimètres du cœcum. Dans cette partie de l'intestin grêle, on découvre trois plaques gauffrées, dont deux en voie de réparation. La troisième, qui est la plus inférieure, offre la perforation dont il a été parlé. Glandes du mésentère engorgées. Rien d'anormal dans les viscères thoraciques et crâniens.

3e OBSERVATION.

Dyssenterie sporadique avec sidération des forces ; Guérison.

Est entré à l'hôpital, le 23 juillet 1861, le nommé Calvet, âgé de 24 ans, menuisier, d'une constitution faible, à tempérament lymphatique. Ce jeune homme était convalescent d'une pneumonie traitée par l'émétique à haute dose, lorsqu'il se baigna à la Garonne le 20 juillet. Le 22, notre jeune étourdi éprouva un frisson peu intense qui fut suivi d'une réaction modérée ; en même temps se déclarèrent des coliques qui étaient accompagnées de fréquents besoins d'aller à la garde robe, et d'un ténesme anal très-prononcé. Dès la manifestation de ces premiers symptômes, le malade se décida à entrer à l'hôpital. Voici son état, le 24 au matin :

Le facies est jaunâtre, contracté ; les yeux excavés sont entourés d'un cercle noirâtre. Le malade éprouve des tranchées de colique dans la région de l'S iliaque et du colon gauche ; le ventre est fortement rétracté ; des envies fréquentes d'aller à la garde robe alternent avec une cuisson brûlante qui siége à l'anus. Le malade se livre à des efforts de défécation considérables, et n'évacue qu'un liquide sanguinolent, mêlé avec des grumeaux de mucosité d'une couleur *vert d'herbe*. Il éprouve une soif ardente ; sa langue est lancéolée, rouge, sèche ; le pouls est si filiforme, qu'on a de la peine à le sentir, même à l'artère brachiale ; la peau est froide : le malade est dans une prostration extrême. (Prescr., cataplasme L. sur le ventre, 15 sangsues à l'anus, lavement laudanisé.) Le lavement a été rejeté immédiatement après son injection. L'écoulement du sang, par les piqûres des sangsues, a été assez abondant.

Le 25, le pouls a repris un peu de force ; le facies est légèrement coloré ; les envies d'aller à la garde robe sont plus fréquentes ; les évacuations alvines sont les mêmes. (Prescr.

extrait thébaïque 1 décigr. pour 8 pilules, une toutes les 2 heures. Limonade, eau albumineuse).

Le 26, le ténesme anal a gagné le col de la vessie; les évacuations alvines sont moins fréquentes et toujours constituées de la même manière. Le ventre est encore rétracté; la douleur abdominale se fait sentir dans toute l'étendue du gros intestin. Le pouls est fréquent, presque plein; la figure est colorée; mais les yeux sont toujours excavés; la respiration est suspirieuse; le vomissement se déclare (15 sangsues sur le ventre, glace O. B., eau albumineuse; extrait thébaïque, 15 centig. pour 8 pilules, une toutes les deux heures). Le 27, les selles sont moins fréquentes; le malade peut goûter un peu de repos; il nous rapporte qu'il lui semble être cloué dans son lit; le ténesme ano-vésical et moindre; mais le malade n'urine plus; le ventre toujours rétracté est moins douloureux; la glace a diminué la soif; le pouls est comme la veille; le facies est coloré. (Même prescription.) Le 28, les symptômes dyssentériques sont moindres que la veille; le malade peut ingérer une plus grande quantité de boisson à la fois. (Même prescription.)

A partir du 29, l'amélioration du malade est allée en s'établissant d'une manière très-sensible. On diminue la quantité d'opium, tandis qu'on augmente peu à peu l'alimentation. Le 13 août, le malade a pu quitter l'hôpital, parfaitement guéri.

RÉFLEXIONS.

Ces trois observations, différentes sous quelques points de vue, offrent cependant plusieurs particularités cliniques qui leur sont communes.

Et d'abord, la première se fait remarquer par cette perforation de l'estomac, qu'a révélée cet ensemble de symptômes formidables, dont l'issue a été si rapidement funeste. Cette perforation a eu sa cause dans une ulcération qui a marché d'une manière latente, et qui s'est manifestée tantôt par des symptômes de gastrite, tantôt par des phénomènes dyspepsi-

ques divers. Mais, tous ces troubles fonctionnels n'ont pu parvenir à déterminer d'une manière certaine le diagnostic de
cette lésion organique. Dans ces derniers temps, M. le professeur Cruveilhier a attiré l'attention des praticiens sur cette
maladie qu'il a parfaitement décrite, et qu'il a appelée du
nom d'ulcère simple de l'estomac. Rien ne manque dans la
description purement anatomique que l'illustre professeur a
donnée de cette affection. Mais il n'en est pas ainsi de la partie
diagnostique. Les symptômes qui la traduisent sont trop vagues
ou trop incertains pour qu'on puisse la reconnaître toujours
pendant la vie du malade.

Cette perforation ne saurait être attribuée à la présence
des noyaux de prune qu'on a trouvés dans le ventricule, car,
d'après les renseignements qui nous ont été fournis par les
parents du malade, ce dernier aurait mangé des prunes, une
fois dans sa vie, un mois auparavant. J'admets sans peine
que ces corps étrangers ont hâté la perforation de l'estomac ;
mais le point de départ de cette lésion doit se rapporter sans
nul doute à l'ulcération dont la cause se trouve dans l'abus
des alcooliques.

Le rétrécissement de la première portion du duodénum ne
saurait être facilement expliqué ; était-il de nature spasmodique
et par conséquent temporaire? ou bien était-il permanent et
consécutif à l'ulcération ? Je me range à la première hypothèse;
en effet, d'un côté, les tuniques de cet intestin étaient dans l'état
anatomique le plus normal ; d'un autre, son calibre était si petit,
qu'on ne peut comprendre comment l'alimentation solide que
le malade prenait habituellement, l'aurait traversé. Au reste,
la partie subjacente du duodénum, ainsi que le jéjunum et
l'iléon, avaient conservé leur diamètre normal, ce qui n'eût
pu être, si cette coarctation avait été constante. Le pourtour de
l'orifice pylorique était d'ailleurs complétement sain. Tout
porte donc à penser que ce rétrécissement était dû au spasme
qui devait se produire toutes les fois que les corps étrangers se
présentaient à l'orifice inférieur de l'estomac.

La deuxième observation est pleine d'actualité ; elle offre

un très-grand intérêt à un point de vue clinique fort discuté
de nos jours. Si je ne m'abuse, elle doit jeter un peu de
lumière sur cette question qui agite depuis quelque temps
plusieurs sociétés savantes. *La fièvre catarrhale, la fièvre muqueuse et la fièvre typhoïde sont-elles une même maladie dont
elles constituent différents degrés?*

Depuis quelque temps je cherche la réponse à cette question ; et quoique dans le moment actuel je ne possède point
tous les éléments nécessaires à sa solution, je me sens néan-
moins porté à conclure que ces trois états morbides ne sont
que trois degrés divers de la même maladie ; la fièvre typhoïde
en serait le degré le plus élevé.

Cette observation justifie pleinement cette manière de voir.
En effet, le malade qui en fait le sujet, n'a présenté que des
symptômes propres à l'affection catarrhale ; il n'a offert de la
fièvre typhoïde qu'un peu de stupeur. Mais, comme on le sait,
ce symptôme se fait remarquer dans bien des maladies qui
n'ont aucune corrélation phénoménale avec l'affection typhi-
que. La perforation intestinale, en déterminant la péritonite
à laquelle le malade a rapidement succombé, nous a permis
de scruter le corps d'un malade mort d'une fièvre catarrhale.
Or, je rappellerai que la nécropsie m'a fait constater trois
plaques de Peyer en voie de cicatrisation, dont l'une d'elles
était le siège de la perforation. Sans contredit, dans l'état
actuel de la science, la lésion des plaques de Peyer caractérise
anatomiquement la maladie typhoïde ; le nombre plus ou
moins grand des plaques ne diminue ni n'augmente la valeur
clinique de ce symptôme. Donc la fièvre catarrhale n'est
qu'une fièvre typhoïde légère ; et l'on peut dire de ces deux
états morbides ce que l'on dit de la varioloïde et de la petite
vérole. Dans un cas comme dans l'autre, ces deux maladies,
différentes seulement par le plus ou le moins de la lésion
caractéristique, constituent une même, une seule *entité noso-
logique.*

La troisième observation offre l'exemple d'une dyssenterie
sporadique intense ; elle constate une fois de plus l'efficacité

de la médication narcotique combinée avec la médication anti-
phlogistique.

Telles sont les considérations cliniques particulières que
m'ont suggérées ces trois observations ; voyons maintenant ce
qu'elles ont de commun. Chez les trois malades, le symptôme le plus frappant et le plus important a été fourni par le
système vasculaire. Chez tous les trois, au début de l'affection
phlegmasique, on a remarqué l'annihilation complète, la
sidération de la force circulatoire. L'absence totale du pouls
dans les artères d'un gros calibre, le refroidissement de tout
le corps, l'état cyanique général, indiquaient que non-seulement la circulation était alanguie dans le cœur et dans les
gros vaisseaux, mais encore qu'elle ne se faisait point dans le
système capillaire. Pendant que se manifestait ainsi l'atteinte
profonde portée à la puissance vitale, des douleurs abdominales intenses, torturantes, se sont développées, et n'ont cessé
qu'avec la vie chez les deux premiers malades, tandis qu'elles
ont été efficacement combattues chez le dernier par l'usage
de l'opium donné à haute dose.

En réfléchissant sur ces deux symptômes si graves, la douleur violente et l'extinction de la force circulatoire, on s'a-
perçoit qu'il doit exister entre eux une étroite corrélation de
causalité : tâchons de la pénétrer.

Tout le monde sait avec quelle prodigalité la nature a dis-
tribué les nerfs du grand sympathique dans la portion sous-
diaphragmatique du tube digestif. Le plexus solaire envoie par
l'intermédiaire des artères mésentériques un nombre considérable de filets nerveux dans l'estomac, et dans les intestins
grêles et gros. Ces filets, en pénétrant à travers les membranes dont se composent ces viscères, leur fournissent une
grande somme de sensibilité. — Mais si l'élément nerveux est
très-abondant dans la portion abdominale du tube digestif, il
en est de même de l'élément vasculaire. Celui-ci y est repré-
senté par une grande partie du tronc céliaque et par les deux
artères mésentériques. La trame nervoso-vasculaire de ces organes est si riche, qu'on pourrait juger de leur importance

physiologique par le nombre des nerfs et des vaisseaux sanguins qu'ils reçoivent.

Mais si l'importance physiologique d'un organe ou d'un appareil d'organes, ressort de la richesse des deux systèmes vasculaire et nerveux qui les pénètrent, son importance pathologique doit avoir le même point de départ. Donc, plus un organe sera pourvu de vaisseaux et de nerfs, plus profondément il troublera le consensus de l'économie, quand il deviendra malade. Son inflammation, qui aura une marche rapide, se manifestera par des phénomènes fortement accentués. La douleur surtout sera vive, intense. C'est ainsi que dans une péritonite par perforation intestinale, dans la colite et dans l'entero-colite sur-aiguës, la douleur et la congestion sanguine acquièrent tout de suite un si haut degré d'intensité. La douleur principalement devient exaspérante, et enraye presqu'instantanément le grand rouage circulatoire.

Cela étant, cherchons à expliquer l'influence sidérante que la douleur exerce sur les principales fonctions de la vie.

Non-seulement le grand sympathique tient sous sa dépendance immédiate, les fonctions de la portion sous-diaphragmatique du tube digestif, ainsi que celles des organes qui lui sont annexés; mais encore il gouverne le jeu de l'organe central de la circulation, qu'il active ou qu'il ralentit selon les conditions d'innervation dans lesquelles ce grand système se trouve. Il commande en grande partie à l'acte important de l'hématose qu'il rend d'autant plus complet qu'il exerce sur lui son influence physiologique. Par les nombreuses communications anatomiques qu'il a avec le système nerveux de la vie animale, le système ganglionnaire sollicite dans tel ou tel sens, l'action de l'axe cérébro-spinal. Enfin, en pénétrant dans l'intimité de tous les tissus, ce système nerveux préside essentiellement à la nutrition et à la circulation capillaire.

D'après cette influence que le système ganglionnaire exerce sur toutes les fonctions vitales, il est aisé de se rendre compte des désordres fonctionnels, qui sont la conséquence de sa lésion. Soient donc une péritonite ou une entéro-colite sur-aiguës, la partie intestinale du grand sympathique recevra de ces deux phlegmasies une perturbation profonde, qui annihilera plus ou moins promptement la circulation et l'assimilation ; de là les phénomènes cyaniques qui annoncent une extinction prochaine de la vie. Mais en quoi consiste cette perturbation du système ganglionnaire ? Le voici : ou bien l'impression morbide qui détermine la phlegmasie, provoque dans la partie intestinale du grand sympathique, un spasme violent ; ce spasme en se généralisant bientôt dans tout le système nerveux de la vie organique, trouble dans leur fonctionnement les appareils qui sont influencés par les nerfs ganglionnaires ; ou bien cette impression morbide fait naître une irritation nerveuse si intense, que tout l'agent vital qui se trouve répandu dans le tri-splanchnique, se concentre sur l'organe qui est le siége de l'inflammation. Dès lors les appareils qui exécutent des fonctions essentiellement vitales, tombent dans l'inertie. En admettant cette dernière hypothèse, on assiste pour ainsi dire à la mise en action de la *force agissante* et de la *force radicale* si bien étudiées par Barthez. Par là on comprend sans peine comment l'inflammation vive du péritoine ou de l'intestin, peut dépenser une somme considérable d'agent nerveux excitateur (force agissante), cette dépense de la force agissante pourra être portée si loin, qu'elle mettra promptement à néant la force radicale.

Qu'il admette l'une ou l'autre de ces hypothèses, le praticien qui assiste à l'évolution d'un état morbide aussi grave, doit s'empresser d'agir. Comme les deux éléments de la maladie (élément nerveux, élément fluxionnaire), marchent à peu près parallèlement, tous ses efforts doivent tendre à les combattre en même temps. L'élément nerveux réclame impérieusement les sédatifs de la sensibilité, l'opium de préférence. Ce narcotique doit être administré sans crainte, et son usage continué jusqu'à cessation de symptômes. En même temps il faut pratiquer des évacuations sanguines locales plus ou moins

abondantes ; la faiblesse du pouls ne saurait les contre-indiquer, puisque celle-ci dépend exclusivement du spasme
violent du système ganglionnaire ; pendant que ce spasme
cède à l'usage de l'opium, on voit le pouls se relever insensiblement. C'est ainsi que nous avons agi chez notre malade
atteint de dyssenterie, et nous avons eu à nous en féliciter.

Sydenham s'est si bien trouvé de l'usage de l'opium dans le
traitement de la dyssenterie, qu'il s'exprime en ces termes :

« Entre tous les remèdes dont le Dieu tout-puissant qui est
» la source de tous les biens, a fait présent aux hommes pour
» adoucir leurs maux, il n'en est point de plus universel ni de
» plus efficace que l'opium. »

Chomel et M. Louis ont prôné l'opium à haute dose dans
le traitement d'une perforation intestinale. En administrant
le narcotique, ces deux auteurs ont eu en vue seulement la
cicatrisation de la rupture ; mais ils ont passé sous silence les
phénomènes dynamiques qui surgissent à l'occasion de la
péritonite, et qui, à notre avis, constituent toute l'importance dans ces cas morbides.

RAPPORT

SUR LE CONCOURS OUVERT, EN 1862, PAR LA SOCIÉTÉ IMPÉRIALE DE MÉDECINE DE TOULOUSE,

Présenté, au nom d'une Commission de neuf membres,

Par M. le Dr NOGUÈS (1).

MESSIEURS,

Malgré les grands travaux que nous ont laissés les trois derniers siècles, et les belles études contemporaines sur l'arsenic au point de vue thérapeutique, cette question n'est pas encore complétement jugée. Dans l'état actuel des esprits, on peut dire que beaucoup de Médecins connaissent assez la médication arsenieale pour désirer y avoir recours, et pas assez pour l'employer avec sécurité. L'influence des variations et des contradictions de la science sur ce sujet entretient cette situation de doute dans la théorie, de timidité dans la pratique. Aujourd'hui comme autrefois, l'arsenic a des admirateurs et des détracteurs passionnés.

Frappée de ces incertitudes regrettables, la Société de Médecine a voulu provoquer un débat solennel, pour aider à dégager la vérité entre des méfiances injustes et des apologies exagérées. Dans ce but, vous avez mis au concours le sujet suivant :

« *Faire connaître, au point de vue pratique, les diverses* » *maladies dans lesquelles les préparations arsenicales sont réel-* » *lement utiles.* »

---

(1) Cette Commission était composée de MM. *Faurès*, vice-président, *Jules Naudin*, secrétaire-général, *Desbarreaux-Bernard*, *Couseran*, *Gaussail*, *Dassier*, *Lafosse*, *Janot*, et *Noguès*, Rapporteur.

Par cette question ainsi posée., nous demandions à la fois une appréciation critique de l'état actuel de la médication arsenicale, un ensemble de faits judicieusement interprétés qui pût entraîner les convictions hésitantes encore ; enfin un résumé thérapeutique qui pût diriger le médecin dans l'administration de l'arsenic. Votre appel a été entendu : sept Mémoires ont été régulièrement inscrits. Un huitième n'a pu entrer en lice ; il est parvenu à la Société quinze jours après qu'on a mis la barre au concours. Ainsi, des observateurs habiles nous ont apporté le tribut de leurs longues recherches et de leur consciencieuse expérimentation. Je viens vous faire part, en ce moment, des résultats de cette lutte, qui comptera, dans nos annales, pour l'une des plus brillantes.

MÉMOIRE N° 1.

Épigraphe. — Il n'y a que la science véritable qui puisse remédier aux influences malfaisantes de la fausse science.

Nous dirons peu de chose de ce Mémoire, dont l'analyse nous a présenté quelque difficulté. Jusqu'à la page 21 de cet opuscule, l'auteur se livre à des discussions entièrement oiseuses ; il se complaît à faire des phrases plus ou moins sonores dont il est quelquefois difficile de pénétrer le sens. Mais, à la page indiquée, le jour commence à se faire : là seulement nous avons pu voir le but que notre confrère se proposait et les moyens qu'il avait employés pour y parvenir.

Au lieu de se fatiguer à recueillir et à rédiger avec soin un certain nombre d'observations concluantes, l'auteur trouve plus logique, et surtout plus commode, de déduire l'indication arsenicale de la loi thérapeutique *similia similibus curantur*. C'est vous dire par là que notre confrère exerce la médecine avec les doses infinitésimales. Mais, chose singulière ! soit qu'il n'ose franchement déployer son drapeau, soit que la théorie homœopathique ne lui suffise point, il prend les éléments de la réponse à votre question dans des écrits dont les auteurs sont loin d'être les disciples d'Hanhemann. C'est ainsi que, pour remplacer l'expérimentation homœopathique de l'arsenic sur l'homme sain, il se sert du phénomène morbide de l'empoisonnement arsenical décrit par Orfila et M. Briand.

Cela étant, convaincu par la loi *similia similibus* que cet agent doit guérir tous les désordres fonctionnels qu'il détermine, à dose toxique, chez un individu bien portant, l'auteur n'a qu'à bien connaître l'ensemble des symptômes qui caractérisent l'affection arsenicale (passez-moi ces mots) pour trouver la solution du problème thérapeutique. Donc, d'après cela, l'indication de l'arsenic ressort des nombreux symptômes qu'on rencontre dans les empoisonnements par cette substance.

Messieurs, ce raisonnement a bien de quoi vous étonner. Comment comprendrez-vous, en effet, que l'arsenic donné thérapeutiquement à dose homœopathique puisse combattre des désordres vitaux ou organiques analogues à ceux qu'il aura produits, quand il aura été administré à dose toxique? Mais si vous êtes surpris, votre Commission ne l'a pas été moins que vous. Toutefois, c'est là un nouveau et singulier mode d'expérimentation homœopathique : si nous ne nous trompons, Hanhemann et ses sectateurs ont étudié l'action physiologique des remèdes en les donnant à doses infinitésimales.

Sans doute le nouveau disciple d'Hanhemann n'a pu déterminer des effets sensibles par les doses à *dilutions multiples ;* et, comme il ne lui a pas été permis d'expérimenter l'arsenic à dose toxique, il a cru ne pouvoir mieux faire que de copier, dans l'ouvrage de l'illustre professeur de chimie médicale, la scène pathologique de l'empoisonnement arsenical.

MÉMOIRE Nº 2.

Épigraphe. — *Melius est sistere gradum quam progredi per tenebras.*

Cette inscription épigraphique nous laisse penser que son auteur n'accepte pas l'arsenic comme moyen thérapeutique. Cependant, après avoir lu ce travail avec attention, nous avons pu remarquer que, s'il le rejette quelquefois, il est loin de l'exclure du traitement de quelques cas morbides. Mais parcourons rapidement cet opuscule.

Quoique plusieurs écrivains célèbres du siècle dernier aient reconnu à l'arsenic une propriété fébrifuge bien évidente ; quoique des hommes éminents de notre époque aient constaté sa puissance curative par une expérimentation multiple et variée, notre confrère se prononce d'une manière très-affirmative contre sa valeur peu antipériodique. Voici comme il s'exprime à ce sujet :

« L'arsenic ne convient que dans les cas de fièvre franche-
» ment intermittente ; il est contre-indiqué dans les fièvres
» compliquées de phlegmasies locales, telles que pneumonie,
» pleurésie, péricardite. Dans ces derniers cas, le sulfate de
» quinine est seul capable de combattre la fièvre et ses com-
» plications. »

Cette proposition clinique, présentée d'une manière trop aphoristique, et qu'aucun fait pratique ne vient étayer, a donné lieu de notre part aux considérations suivantes :

Ou bien la fièvre intermittente et la phlegmasie splanchnique sont simplement coïncidentes, et n'ont entre elles aucun rapport de causalité ; ou bien l'inflammation viscérale, née sous l'influence d'une cause quelconque, a entraîné à sa suite la fièvre intermittente, dont elle n'a été que l'occasion ; ou bien, enfin, la fièvre intermittente, développée par le miasme palustre, a été la cause et le point de départ de la maladie locale.

Dans les deux premiers cas, l'indication de l'anti-périodique doit être au second plan ; car l'influence fébrile de la phlegmasie est trop puissante pour qu'il ne soit pas urgent de la combattre. Ce ne sera qu'après avoir employé les émissions sanguines qu'il deviendra opportun d'user du fébrifuge, si les accès persistent. Dans ces deux circonstances, nous accepterons l'opinion de notre confrère, et comme lui nous donnerons la préférence au sulfate de quinine, puisqu'il est reconnu que l'arsenic n'agit comme anti-périodique qu'en activant l'innervation et la circulation. Dans le troisième cas, la phleg-

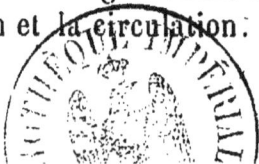

2

masie se rattachant à la fièvre intermittente comme à sa cause, il faudra se hâter de supprimer les accès ; car la complication inflammatoire s'évanouira très-probablement quand l'intermittence aura été combattue. Ici encore nous serons de son avis ; puisqu'il est prouvé que les préparations quiniques ont un avantage incontestable sur l'arsenic pour détruire rapidement la périodicité.

Mais, ces concessions faites, l'auteur voudra bien reconnaître avec nous que les cas de fièvre intermittente, compliquée de phlegmasie locale, constituent l'exception et non la règle. Cela étant, il est évident que son système d'argumentation pèche par la base. En s'élevant d'ailleurs contre une méthode thérapeutique, déjà accréditée par plusieurs noms illustres, il aurait dû appuyer sa thèse par quelques observations péremptoires recueillies dans le pays classique des fièvres où il exerce son art.

Si notre confrère proscrit absolument l'arsenic du traitement des fièvres d'accès, il en exagère les vertus dans la curation de quelques autres maladies. Ainsi, il a guéri, par l'emploi de cet agent, non-seulement des chorées simples, mais encore des chorées compliquées, les unes de lésion matérielle du cerveau, les autres de paralysie progressive. Pour qu'il eût pu convaincre votre Commission de l'existence de ces deux graves complications, il aurait dû entrer dans quelque détail descriptif des symptômes de la paralysie progressive, et dire à peu près en quoi consistait la lésion cérébrale. On ne saurait être trop rigoureux dans son langage quand on rapporte la guérison de cas morbides que la science actuelle considère comme incurables.

Notre confrère recommande l'arsenic comme moyen préventif des congestions apoplectiques. En cela, il est non-seulement de l'avis de M. Lamarre-Picquot, mais encore il revendique la priorité de l'emploi de ce moyen anti-apoplectique. Jusqu'à meilleure preuve, il nous permettra de laisser M. Picquot en possession de sa découverte.

L'arsenic a été employé par l'auteur, avec quelque avantage, contre l'asthme, la coqueluche, la bronchite chronique, la

phthisie. Enfin , il affirme avoir guéri par l'usage de l'ar-
séniate de fer, combiné avec l'alimentation animale et les préparations de quinquina, deux malades atteints, depuis quatre
ans, de diabétès sucré , compliqué d'amaurose. La guérison
complète de la glucosurie nous paraît peu admissible dans
l'état actuel de la science. Aussi , pour ne laisser aucun doute
dans l'esprit de ses juges, l'auteur aurait dû rédiger ses observations avec le plus grand soin , démontrer la présence
du sucre dans les urines , indiquer la quantité de ce liquide
excrété dans les vingt-quatre heures , et faire voir la part qui
revenait à l'arsenic dans la guérison de cette grave maladie.

MÉMOIRE N° 3.

Epigraphe. — *Beatum qui etiam in senectute contigerit ut sapientiam
verasque opiniones assequi possit.*

En interprétant à sa manière les mots : *au point de vue pratique* , contenus dans votre question , l'auteur du Mémoire
n° 3 laisse prévoir qu'il ne produira aucun fait clinique nouveau , et que , pour arriver à la solution du problème thérapeutique , il lui suffira de discuter les données que la science
possède actuellement.

Aussi, négligeant la partie pratique de la question , l'auteur
entre en matière en esquissant à grands traits l'histoire de la
médication arsenicale. Il se livre ensuite à l'étude des phénomènes toxico-physiologiques de l'arsenic , à la connaissance
desquels il attache une très-grande importance. C'est ainsi ,
dit-il, qu'on peut se convaincre que l'arsenic agit d'une manière tout opposée dans les deux cas. En effet , comme toxique, cet agent , annihilant promptement les forces nerveuse
et circulatoire, détermine une sidération complète et profonde.
Administré , au contraire , à dose médicamenteuse et à des
intervalles plus ou moins éloignés , l'arsenic active l'innervation , la circulation et la respiration. Il augmente l'action
musculaire en général , et en particulier celle des membres
inférieurs. Sous son influence, la digestion se fait mieux , la
sécrétion urinaire devient plus abondante.

Ces notions physiologiques permettent à l'auteur de formuler les contre-indications de l'usage de l'arsenic. C'est ainsi qu'il le proscrit dans un état d'éréthisme nerveux, dans un cas d'irritation gastro-intestinale, ou dans un état pléthorique qui prédispose aux hémorrhagies.

Cela fait, l'auteur s'occupe du choix de la préparation arsenicale. Il donne la préférence tantôt à l'acide arsénieux en solution aqueuse ou mélangé avec une poudre inerte, tantôt à la liqueur de Fowler ou à celle de Pearson.

Après ce préambule physiologique, l'auteur entre dans le vaste champ de la pathologie. Le chapitre qu'il consacre aux fièvres d'accès est, sans contredit, le plus important de son travail. Là, mettant à profit les travaux que Frick, les deux Pleinitz, Fowler, Pearson, Harles et Fodéré, ont publiés sur cette matière; discutant judicieusement les opinions de MM. Boudin, Maillot, Espanet, Fuster et Girbal, sur la médication arsenicale dans le traitement des fièvres d'accès, l'auteur s'arrête aux conclusions suivantes :

1° L'arsenic est un anti-périodique excellent ;

2° Il triomphe plus facilement du type tierce que des types quarte et quotidien ;

3° Il doit être préféré à tous les autres fébrifuges dans les fièvres anciennes compliquées d'infection paludéenne.

Mais, quoique l'auteur reconnaisse à l'arsenic une vertu anti-périodique bien évidente, il convient, toutefois, avec la généralité des praticiens, qu'il serait téméraire de l'employer pour combattre les fièvres pernicieuses : son action fébrifuge, plus lente que celle des sels de quinine, ne donnerait point, dans ce cas, toute la sécurité désirable.

Après avoir constaté la propriété anti-périodique de l'arsenic, l'auteur critique, peut-être sans fondement, la manière dont M. Boudin emploie ce moyen thérapeutique. A cet endroit, votre Commission a trouvé surprenant que l'auteur discutât une médication qu'il n'a point expérimentée, tandis que l'illustre Chirurgien en chef du Roule la met en pratique, avec le plus grand avantage, depuis une vingtaine d'années.

Dans le chapitre des maladies cutanées, l'auteur manquant de faits cliniques, recherche la compagnie des grands dermatologistes de notre époque. En se plaçant entre MM. Cazenave Schœdel et Hardy qui sont partisans de l'arsenic, Gibert et Beaunez de Lyon qui considèrent cet agent médicamenteux comme presque toujours inefficace, quelquefois même dangereux, dans le traitement des maladies de la peau, il assiste au conflit thérapeutique élevé entre ces spécialistes distingués; toutefois il se range à l'opinion des premiers. Mais de quel poids peut être son suffrage, dans une question si controversée? N'ayant point expérimenté par lui-même l'arsenic dans le traitement des dermatoses, il doit être dans l'impossibilité de se prononcer pour les uns plutôt que pour les autres.

Dans le chapitre consacré aux maladies des voies respiratoires, l'auteur n'est pas plus riche en faits cliniques. Il parle d'après M. le Professeur Trousseau qui a pu améliorer mais non guérir l'asthme et la phthisie pulmonaire par l'usage des préparations arsenicales administrées en fumigation ou prises à l'intérieur. Il emprunte encore au célèbre professeur de clinique tout ce qu'il dit de l'action curative de l'arsenic, dirigé contre les névralgies intermittentes périodiques. Ce clinicien prouve qu'il a eu à se louer de la médication arsenicale dans le traitement de ces maladies.

L'auteur dit quelques mots de la chorée: se servant principalement des observations remarquables qu'a publiées Aran sur cette affection, il conclut avec ce dernier que l'arsenic qui a triomphé de quelques chorées, ne doit pas être appliqué dans tous les cas de cette névrose.

Enfin, dans plusieurs articles séparés, il présente un rapide aperçu : 1o du rhumatisme noueux ; 2o de la syphilis; 3o du cancer et de quelques maladies de l'utérus. Ici, comme toujours, il emprunte à différents auteurs les considérations cliniques par lesquelles il prouve que l'arsenic a été quelquefois utile dans ces différents cas morbides.

L'auteur termine là son travail : comme nous vous l'avons

fait remarquer, il n'a porté dans le débat scientifique aucune observation personnelle ; il s'est contenté de grouper les différents faits cliniques qui sont encore épars dans la science, et qui, d'après lui, ne sont pas encore assez nombreux ni assez bien élucidés pour faire admettre définitivement la médication arsenicale dans le traitement d'un grand nombre de maladies. En analysant ces faits, en les comparant, l'auteur fait preuve d'un bon jugement et d'une aptitude remarquable aux travaux scientifiques.

MÉMOIRE N° 4.

Epigraphe. — Dans l'emploi médical des agents toxiques, deux conditions capitales sont nécessaires pour en légitimer les diverses applications ; l'efficacité et l'innocuité.

Une préface qui donne le plan du travail, indique que la question a été très-longuement traitée. Dans le 1er chapitre, l'auteur fait l'histoire de l'arsenic ; il la commence aux temps les plus reculés et la continue jusqu'à nos jours, en compulsant les œuvres de quelques grands médecins de l'antiquité, tels que Celse, Dioscoride, Pline, Cœlius Aurelianus, Razès Avicenne ; il puise aussi dans les travaux nombreux de nos contemporains.

Le choix du composé arsenical et le mode de préparation de celui-ci, font le sujet du second chapitre. L'auteur fait preuve de connaissances chimico-pharmaceutiques assez étendues. Mais comme la question était exclusivement clinique, la Commission a cru que l'auteur aurait pu se borner à indiquer sommairement les meilleures préparations arsenicales et à faire connaître celle à laquelle il donnait la préférence. Disons d'ailleurs qu'il administre l'acide arsénieux en solution.

Dans le 3me chapitre, notre Confrère étudie l'action physiologique de l'arsenic, non-seulement dans l'homme, mais encore chez les animaux et sur les végétaux. N'ayant pu expérimenter suffisamment ce métalloïde sur l'homme sain, il emprunte aux travaux intéressants de MM. Tschudi et Schæffer

l'exposé des phénomènes curieux que leur ont présenté les
arsénicophages de la Styrie. Avec ces deux savants l'auteur
reconnaît que l'arsenic donné à petites doses, active d'un côté
les fonctions assimilatrices, la digestion, la circulation et la
respiration, et d'un autre l'innervation et la musculation, en
particulier la musculation des membres inférieurs. Un peu
plus loin, il admet avec M. Smits que l'arsenic diminue l'u-
sure du corps, en retardant la desassimilation. C'est ainsi,
dit-il, qu'on explique l'engraissement des animaux.

Dans un paragraphe assez long, l'auteur cite un passage
d'un écrit de M. Imbert Goubeyre qui prétend que l'arsenic
administré à dose physiologique fait naître toutes les maladies
qu'il est appelé à guérir : ainsi, dit le médecin de Clermont-
Ferrand, l'arsenic asthmatise, rhumatise, tuberculise, pa-
ralyse, etc. D'après cette proposition de M. Goubeyre, l'arsenic
confirme le grand principe homœopathique, *simila similibus
curantur*. De plus, en admettant que cet agent médicamenteux guérit les maux qu'il produit, comme il a le pouvoir de
les déterminer tous, il s'ensuit que l'arsenic devient une *pa-
nacée universelle*.

Votre Commission a dû faire justice de cette exagération
physiologico-thérapeutique; et sans s'arrêter plus longtemps
aux idées systématiques de M. Goubeyre, elle reste convaincue
que la loi *similia similibus* n'est, dans l'état actuel de la
science, ni expérimentalement ni cliniquement démontrée.

Après avoir ainsi fait l'étude physiologique de l'arsenic,
l'auteur l'examine au point de vue de son action thérapeutique. Il entre dans le vaste champ de la pathologie interne,
en commençant par les fièvres d'accès, auxquelles il consacre une grande partie de son travail.

Dans un long chapitre, notre confrère donne un excellent
aperçu historique de la médication arsenicale dans les fièvres
d'accès : il étudie avec soin l'opinion d'un grand nombre de
médecins tant français qu'étrangers; c'est ainsi qu'il met à
profit les écrits de Harles, des deux Plincitz, de Desgranges,
de Fodéré, de Fowler, de Pearson, de M. Boudin et de beau-

coup de Chirurgiens militaires qui ont popularisé l'agent arsenical dans les pays où les effluves palustres engendrent en-
démiquement les fièvres.

A la pratique de tous ces grands maîtres, l'auteur vient
joindre la sienne; elle a pour base 164 malades qu'il a minutieusement observés à l'hôpital de Vincennes. Il est digne
de remarque, que la plupart de ces fébricitants, ayant fait
partie de l'armée d'Italie, avaient contracté la maladie dans
des pays plus ou moins marécageux.

Pour mettre de l'ordre dans tous ces détails cliniques,
l'auteur fait plusieurs tableaux synoptiques et classe les 164
malades; 1° au point de vue du type de la fièvre : 2° au
point de vue de l'ancienneté de l'affection ; 3° au point de vue
du traitement que plusieurs d'entre eux avaient subi avant
leur entrée dans l'hôpital. Toutefois la manière dont il rend
compte de l'état de ses malades, quant à la simplicité et à la
diagnose de la fièvre, a paru beaucoup trop synthétique à la
Commission. Celle-ci a jugé que l'auteur aurait mieux fait en
rapportant avec détail quelques observations concluantes; par
là il eût donné plus d'évidence et à l'état symptomatologique
des malades et à l'efficacité anti-périodique de l'arsenic.

Cela dit, il résulte clairement des expériences cliniques
de l'auteur que l'arsenic est un fébrifuge excellent ; qu'il ac-
quiert d'autant mieux cette propriété thérapeutique qu'on
l'emploie selon la méthode de M. Boudin. Du reste, l'auteur
analyse parfaitement la médication du Chirurgien en chef du
Roule, et prouve que les vomitifs administrés à différentes
époques de la fièvre, ne font qu'aider l'arsenic dans son action fébrifuge, soit qu'ils combattent une complication, soit
qu'ils augmentent la force digestive.

Après avoir examiné l'arsenic dirigé contre les fièvres d'accès
bénigne, l'auteur l'expérimente au point de vue de la curation
des fièvres pernicieuses. A ce sujet, il rapporte deux observations de fièvre de mauvais caractère, qu'il a traitée et guérie
par l'usage de cet agent médicamenteux. De ces deux faits il
conclut, timidement il est vrai, que l'arsenic peut être utilisé

pour combattre la perniciosité. Touchant ce point de haute et très-difficile pratique, votre Commission n'a pu accepter les conclusions de l'auteur ; elle soutient que le sulfate de quinine qui a fait tant de fois ses preuves, doit rester le seul fébrifuge qu'on doive diriger contre les fièvres pernicieuses.

Pour éviter toute objection, l'auteur a traité comparativement un certain nombre de malades, dont l'état pathologique était aussi identique que possible, les uns par la médication arsenicale, les autres par l'expectation. Il est résulté de cette expérimentation clinique, que la guérison de la fièvre par les seules forces de la nature, a eu lieu seulement 3 fois sur 14. L'auteur fait d'ailleurs remarquer que la gastricité, la pléthore, une surexcitation nerveuse, ou une irritation gastro-intestinale sont des contre-indications manifestes de l'arsenic.

Après toutes ces considérations pratiques sur le traitement arsenical des fièvres d'accès, l'auteur donne quelque aperçu sur l'action de l'arsenic contre les engorgements viscéraux. Il reconnaît que cet agent est tout-puissant contre les hypertrophies récentes de la rate et du foie. Il termine son long chapitre sur les fièvres par l'énumération des préceptes qui doivent guider le praticien dans l'administration de l'arsenic, soit qu'il ait à traiter des enfants, soit qu'il ait à soigner des femmes, des adultes ou des vieillards.

Dans un chapitre intitulé : *Affections compliquées de l'élément intermittent*, l'auteur prouve par quelques observations que l'arsenic est anti-périodique, quand la maladie que l'intermittence complique, ne s'oppose pas à son administration.

Les névralgies attirent aussi l'attention de l'auteur : il emprunte à Fowler, Hoffmann, M. Natalis Guilhot, des observations de diverses névralgies intermittentes traitées avec le plus grand succès par les préparations arsenicales. A ces faits cliniques l'auteur ajoute neuf cas de névralgie trifaciale dans lesquels l'arsenic lui a toujours réussi.

Dans le chapitre où il traite de la chorée, l'auteur se montre non-seulement historien exact, mais encore praticien distingué, observateur habile. En effet, il collige avec soin un certain nombre de faits de chorée, qu'il prend dans Alexander, Pereira, Beybie, Cazenave, Guersant père, Aran. Par tous ces faits il fait ressortir les avantages thérapeutiques de l'arsenic dans le traitement de cette névrose. Mais c'est à propos des observations d'Aran et des considérations cliniques présentées par ce dernier, que l'auteur se livre à une critique judicieuse. Ainsi, tandis qu'Aran soutient que l'arsenic est utile seulement dans la chorée anomale, l'auteur fait observer avec juste raison que, quelle que soit la marche de l'affection nerveuse, il importe de tenir compte de la diathèse particulière avec laquelle la chorée se trouve plus ou moins intimement liée. Le traitement de cette dernière doit être toujours subordonné à l'influence qu'exerce cet état général sur la manifestation morbide. C'est pour avoir trop négligé ce point de vue pratique qu'on voit la grande discordance thérapeutique qui règne encore dans la science, quant au traitement de cette névrose singulière.

L'asthme est considéré aussi au point de vue de la médication arsenicale. Après avoir dit un mot des fumigations d'arsenic vantées par le professeur Trousseau, l'auteur admet sans détour l'opinion de M. Duclos de Tours, qui fait consister l'asthme dans un herpétisme aigu des bronches. Or, dit l'auteur, puisque l'arsenic est généralement efficace contre certaines dermatoses, il n'est pas surprenant qu'il guérisse l'asthme, qui n'est le plus souvent qu'un exzéma bronchique. La Commission n'a pu accepter entièrement cette manière de penser. Elle a mieux aimé croire que si, dans quelques cas, l'asthme a quelques rapports de causalité avec l'herpétisme, il ne doit pas en être ainsi dans la plupart des cas.

Les névroses, sont passées en revue par l'auteur telles que l'épilepsie, l'angine de poitrine, l'hystérie, la manie intermittente, la paralysie, la mélancolie, les convulsions, les névroses de l'estomac. Il rapporte quelques rares observations de ces maladies graves, qu'il a recueillies dans les auteurs tant anciens que modernes ; mais il ne peut en tirer aucune conclusion sûre à l'avantage de l'arsenic.

Dans un très-long chapitre qu'il consacre aux maladies cutanées, l'auteur examine minutieusement les faits publiés de part et d'autre par les dermatologistes de notre époque. Il trouve dans cette partie spéciale de la pathologie une divergence d'opinions bien difficile à faire disparaître; en effet, l'arsenic employé dans les maladies cutanées a été tour à tour vanté et discrédité outre mesure par des hommes spéciaux dont l'autorité est généralement admise.

Se plaçant au milieu de ce grand débat scientifique, l'auteur ose faire entendre sa voix critique. Il fait à ce propos des appréciations théoriques qui semblent indiquer les maladies cutanées dans lesquelles l'arsenic doit être réellement utile, mais il n'a devers lui aucun fait pratique.

A la page 186, sous le titre *ulcères cutanés*, l'auteur prend dans différents auteurs quelques faits par lesquels il cherche à démontrer qu'on a tenté l'usage interne de l'arsenic contre des ulcères tantôt syphilitiques, tantôt cancéreux, quelquefois scrophuleux. Mais, comme il le fait remarquer, la science est trop pauvre en observations de cette nature pour qu'on puisse recommander l'arsenic dans tous ces cas morbides.

L'éléphantiasis est aussi étudié au point de vue de son traitement par l'arsenic; les faits qu'il rapporte et qu'il a empruntés à des hommes qui exercent la médecine dans les pays chauds, sont trop peu nombreux pour qu'on puisse avoir une opinion sur ce sujet.

Quant à l'apoplexie cérébrale, l'auteur se contente de citer quelques pages du mémoire de M. Lamare-Picquot.

Il passe en revue le rhumatisme chronique et surtout le rhumatisme noueux. N'ayant aucun fait clinique devers lui, il se borne à faire connaître la manière de penser de M. Guénau de Mussy.

D'accord avec MM. Trousseau, Massard, Sandras, l'auteur croit que la phthisie pulmonaire et le catarrhe chronique sont avantageusement modifiés par l'arsenic.

Dans un chapitre intitulé, *maladies diverses*, l'auteur jette un coup d'œil rapide, au point de vue de la médication arsenicale, sur plusieurs maladies telles que engorgements de l'utérus, ascite, vers intestinaux, dyspepsie, morsure des serpents venimeux; mais ce qu'il en dit est trop incertain pour qu'on doive s'y arrêter plus longtemps.

Enfin, l'auteur termine son travail par l'étude de l'emploi de l'arsenic à l'extérieur; cette dernière partie du mémoire n'offre rien qui soit digne de fixer l'attention de la Société.

Telle est, Messieurs, la substance de ce long et important mémoire : votre Commission l'a parcouru dans tous ses détails avec la plus scrupuleuse attention; elle a eu soin d'en faire ressortir les parties les plus remarquables, mais elle a dû vous faire observer que ce travail, qui a exigé de très-longues recherches, manque quelquefois d'appréciation critique; l'auteur s'est trop renfermé dans le fait clinique : il n'a pas toujours discuté celui-ci au point de vue de la généralité du fait pathologique, de manière à distinguer clairement le cas morbide où l'usage de l'arsenic est utile, de ceux où son emploi est formellement contre-indiqué.

MÉMOIRE N° 5.

Épigraphe. — Nous ne devons pas être arrêtés, dans la prescription de ce remède, par la crainte des conséquences fâcheuses qu'il pourrait avoir, s'il était administré par une main ignorante, car il faudrait renoncer aux secours les plus énergiques de la médecine. (RAMAZZINI.)

Ce travail est plutôt un livre qu'un Mémoire : il ne contient pas moins de 468 pages in-4°. Si une œuvre d'aussi longue haleine, sur un sujet aussi important, ne renferme aucune citation ou dissertation parasite, quel sera le mérite de notre laborieux confrère ? Mais qu'il est difficile, quand on écrit si longuement, de ne rien dire d'inutile !

L'auteur a-t-il résolu la question proposée dans l'esprit que demandait la Société de Médecine ? Au point de vue pratique nous a-t-il donné un traité clair, précis, qui pût, en fixant nos incertitudes, nous diriger sûrement dans l'administration de l'arsenic ? Au point de vue théorique, a-t-il nettement dégagé le côté rationnel d'une médication qui, il faut le dire, est restée, jusqu'à présent surtout, empirique ? C'est ce que va nous apprendre l'analyse de son œuvre.

Comme la plupart des autres travaux, le Mémoire n° 5 étudie l'arsenic au point de vue chimique et pharmaceutique : il expose ensuite toutes les applications qui en ont été faites dans les divers temps et dans les divers pays. Nous trouvons sous ce rapport des détails nouveaux sur les arsénicophages, ou mangeurs d'arsenic, sur la méthode qu'on emploie en Allemagne pour augmenter la vigueur des animaux par ce métalloïde donné à hautes doses.

Après ce préambule, l'auteur en vient à l'étude des effets physiologiques. Pour s'en donner une idée plus vraie, il ne s'est pas contenté de consulter les livres, il a voulu expérimenter sur lui-même, a pris un grand nombre de fois, de 3 à 5 centigrammes d'arsenic, notant avec beaucoup de soin tous les phénomènes qu'il a éprouvés. Combinant ses observations personnelles avec les descriptions déjà connues, il nous donne des renseignements étendus sur l'action de ce remède ; mais cette exposition n'est pas concentrée dans un tableau suffisamment précis. Du reste, ce reproche pourrait être fait à presque tous les concurrents, ou peut-être à la difficulté de la question elle-même : en sorte que nous n'avons pas encore obtenu, pour l'arsenic, au point de vue physiologique, un de ces signalements vraiment caractéristiques, comme nous en avons pour l'opium, la belladone, l'iode ; etc.

Après cela, l'auteur aborde la pathologie. Les fièvres intermittentes sont à la tête de sa longue liste. Suivant pour ce chapitre le même système que pour la question générale tout entière, il nous donne une histoire détaillée de l'arsenic comme fébrifuge. A ce titre, comme sous tous les autres rapports, ce médicament a eu ses prôneurs enthousiastes et ses détracteurs passionnés. Ainsi, tandis que Carré, Slévot, Burdach, etc., etc., le préconisaient, Hufeland ne croit pas à sa vertu anti-périodique. Nous assistons à ces phases de vogue ou de défaveur depuis Fowler et Péarson, qui ont généralisé l'emploi de ce remède, jusqu'à M. Boudin, dont le travail est minutieuse-

ment analysé. Mais au lieu de résumer l'opinion de la plupart
des auteurs, notre confrère nous en donne de longues citations
textuelles. Ainsi, MM. Manelot, Despréaux, Max. Simon,
Gintrac, Gibert, Verignon, Maillot, Jacquot, Menart, Fuster
et Girbal, ont chacun leur place dans cette longue série de
textes souvent contradictoires, dont le moindre inconvénient
est d'augmenter les incertitudes du lecteur par le tableau de
la divergence des opinions. En ce qui concerne le récit des
expériences de M. Dassier, nous devons signaler une erreur
qui a échappé à l'attention de l'auteur. Le nombre de malades
sur lesquels on a expérimenté l'arsenic à l'hôpital Saint-
Jacques, a été de 100 et non de 1,500, comme nous le trouvons écrit dans le Mémoire n° 5.

Nous n'insistons pas sur ce point, et nous arrivons à l'examen
des résultats de l'expérience personnelle de notre confrère.
Dans l'espace de deux ans, il a observé un nombre considérable de fièvres intermittentes ; et, à partir du moment où
la Société de Médecine a publié le programme de sa question,
il les a traitées presque toutes par l'arsenic, pour résoudre
une des parties les plus difficiles du problème thérapeutique
proposé.

Notre confrère établit deux catégories de faits. Première-
ment les fièvres où l'arsenic a été donné à dose minime, de
3 à 5 centigrammes dans tout le cours du traitement ; secon-
dement, les fièvres où ce remède a été administré à dose plus
forte. 238 fiévreux ont été traités par l'auteur. Ce nombre se
décompose ainsi : 175 intermittentes quotidiennes ; 59 tierces ;
4 quartes ; 64 malades atteints de fièvre au type quotidien ont
pris des doses très-petites, un milligramme environ. La fièvre
a cédé 51 fois, et a résisté seulement 13 fois. Ces résultats
sont si beaux que nous avons été en droit de nous demander
si parmi toutes ces fièvres il ne s'en est pas trouvé un certain
nombre qui auraient cédé spontanément, comme on sait que
disparaissent souvent d'elles-mêmes les fièvres tierces du
printemps.

Si l'arsenic était aussi efficace à des doses aussi minimes, on ne voit pas pourquoi l'auteur n'adopte pas exclusivement cette méthode toujours innocente, et lui en préfère une autre qui peut offrir, dans certains cas, des dangers réels.

La seconde catégorie comprend trois divisions :

1º Fièvres intermittentes quotidiennes...... 111
2º Fièvres tierces........................ 59
3º Fièvres quartes........................ 4

TOTAL.................. 174

Ces 174 malades ont pris la solution arsenicale du Dʳ Boudin, toujours, au moins à la dose de 40 grammes. Sur les 111 malades atteints de fièvres intermittentes quotidiennes, dont 78 ont pris un éméto-cathartique qui n'a pas enrayé la pyrexie, la guérison a été rapidement obtenue chez 66 ; 12 ont été réfractaires et ont guéri par le sulfate de quinine. Chez les autres, la fièvre s'est usée peu à peu par la continuation de l'emploi de l'arsenic ; 32 sur 33 ont été délivrés de cette manière. Pour les fièvres tierces, il y a eu 52 guérisons pour 59 cas. Sur les 4 fièvres quartes traitées par l'arsenic, notre confrère n'a eu qu'une seule guérison.

Donc, en résumé, sur 238 cas de fièvres de divers types, il y a eu 202 guérisons et 36 insuccès ; ce qui porte le nombre des guérisons à 83 pour 100 ; de plus, les récidives ont été moins nombreuses qu'avec le sulfate de quinine, et les effets physiologiques presque toujours insignifiants.

Nous ne pouvons nous empêcher de reconnaître que ces chiffres sont éloquents, trop éloquents peut-être ; toutefois, manquant de toutes les données cliniques qui nous seraient nécessaires pour les juger au point de vue du diagnostic et du traitement, nous ne pouvons les accepter que comme renseignements statistiques précieux.

Quant aux fièvres pernicieuses, l'auteur ne les a jamais traitées par l'arsenic : il expose avec beaucoup de sagesse les motifs qui l'en ont empêché. Autant il est affirmatif dans les éloges à donner à l'arsenic dans les fièvres intermittentes bénignes, autant il est prudent et réservé pour tout ce qui regarde les fièvres pernicieuses. Nous avons été unanimes à reconnaître la justesse de ses réflexions à ce sujet.

Après ce grand chapitre sur les fièvres intermittentes, notre confrère passe en revue, on pourrait dire, la pathologie tout entière, montrant presque partout le même degré d'énthousiasme pour l'arsenic, et appuyant, il faut le dire à son éloge, dans un bon nombre de chapitres ses affirmations par des faits personnels.

Arrivé ainsi à la fin du cadre pathologique qu'il s'était tracé, l'auteur termine son œuvre par un résumé très-bien fait, et dont la précision et la clarté nous donnent la mesure de ce qu'aurait pu être le travail de notre confrère s'il avait eu le temps d'être plus court.

Cette dernière pensée résume toute notre appréciation. Le Mémoire n° 5, plein de documents d'un grand intérêt, nanti d'observations souvent personnelles, contient, dispersés dans sa vaste étendue, les éléments de solution de la question. Avec plus de brièveté, avec moins de citations textuelles qui embarrassent le développement du sujet plutôt qu'elles ne l'éclairent, et surtout plus de critique sur l'emploi de l'arsenic dans ces maladies où son efficacité n'a été due peut-être qu'à des coïncidences heureuses ou à des perturbations physiologiques difficiles à calculer et dangereuses à imiter, nul doute que ce travail, remarquable par l'érudition et une vaste expérimentation, n'eût été plus favorablement jugé par nous.

MÉMOIRE N° 6.

Epigraphe. — Toutes les causes qui font proscrire l'acide arsénieux comme médicament, sont basées sur l'erreur. (TROUSSEAU et PIDOUX.)

L'auteur de ce travail indique dans une excellente Préface l'ordre qu'il suivra dans l'exposition des matières qu'il doit traiter. Il y remercie chaleureusement votre Société d'avoir pris l'initiative dans l'étude clinique et expérimentale des préparations arsenicales. Il exprime enfin l'ardeur avec laquelle il va se mettre à l'œuvre pour l'élucidation de la question proposée.

L'ordre historique des faits thérapeutiques engage l'auteur à diviser son travail en deux grandes parties. Dans la première, il étudie l'arsenic dans son emploi extérieur ou chirurgical ; dans la seconde, il l'examine au point de vue de son utilité dans le traitement de plusieurs maladies internes.

Quoique la question se rapportât plus particulièrement à la Médecine qu'à la Chirurgie, votre Commission a cependant accepté cette division : elle l'a trouvée naturelle et logique ; elle a reconnu que la notion de l'action extérieure de l'arsenic devait favoriser considérablement l'étude de ce puissant modificateur, administré intérieurement.

Dans la première partie de son travail, l'auteur étudie l'arsenic au point de vue de son usage externe. Cette partie du Mémoire est pleine d'intérêt ; par les considérations pratiques qu'elle renferme, elle est bien capable de réhabiliter l'arsenic au point de vue de sa propriété caustique, tombée dans un oubli d'autant plus complet que la science possède aujourd'hui plusieurs caustiques prônés par leur auteur comme spécifiques de quelques manifestations diathésiques.

Pour atteindre ce but, l'auteur ajoute ses faits cliniques à ceux de quelques Chirurgiens célèbres de notre époque, tels que Dupuytren, M. Manec, etc. S'appuyant sur l'opinion éclairée de ces grands maîtres, et sur ce qu'il a observé lui-même, l'auteur se livre à des considérations cliniques d'une haute portée sur l'action locale du caustique arsenical. Il démontre clairement que, employé convenablement contre plusieurs maladies de mauvaise nature, et principalement contre le cancer, l'arsenic n'agit pas seulement comme caustique, mais qu'il imprime aux tissus malades et aux parties voisines une modification organique et vitale toute particulière, au moyen de laquelle la manifestation diathésique perd bientôt tous ses caractères de malignité. Cette modification vitale, l'auteur l'étudie sur place ; il la suit, jour par jour, jusqu'à ce qu'elle a déterminé une cicatrice régulière, solide et de bon aloi.

Mais tout en reconnaissant à l'arsenic caustique une vertu

3

qu'il refuse aux caustiques anti-cancéreux actuels, l'auteur a
bien soin de faire remarquer qu'en détruisant efficacement la
manifestation locale du cancer, cet' agent est impuissant à
combattre la forme diathésique s'il n'est associé à une médication générale plus ou moins spécifique. Il s'applique à faire
connaître toutes les circonstances pathologiques qui peuvent
permettre ou contre-indiquer l'application du caustique arsenical; il énumère minutieusement les précautions pharma-
ceutiques ou diligatoires qu'on doit prendre pour prévenir
l'absorption du poison ou pour diminuer son action dolo-
rifique.

Après avoir bien examiné l'action destructive et modifica-
trice de l'arsenic appliqué sur une tumeur ou un ulcère cancéreux, l'auteur détermine ses avantages thérapeutiques pour
obtenir la cicatrisation d'ulcéres scrophuleux, vénériens ou
phagédéniques, qui ont résisté à plusieurs autres médications
locales. Dans tous ces cas morbides, il se sert de préférence
du collyre de Lanfranc.

La seconde partie de ce travail est entièremeut consacrée
aux maladies internes. Les considérations pratiques qu'on y
rencontre çà et là lui donnent un intérêt d'autant plus grand,
que la science est encore hésitante, incertaine dans l'application de l'arsenic contre telle ou telle affection. Des observations nombreuses, rédigées avec soin et une complète impar-
tialité, révèlent dans cette partie du Mémoire une grande valeur clinique.

Dans un premier chapitre, l'auteur examine la médication
arsenicale au point de vue curatif de quelques maladies de
l'appareil respiratoire, telles que la phthisie, la bronchite
chronique, l'asthme, l'aphonie. Cette étude a d'autant mieux
fixé l'attention de votre Commission, que, dans ces derniers
temps, des hommes haut placés dans la médecine pratique
ont conçu l'espérance de guérir, par l'usage des préparations
d'arsenic, la maladie la plus grave de l'organe pulmonaire
(la phthisie). S'appuyant sur les travaux des anciens, sur
ceux des modernes, et sur ses expériences cliniques, l'auteur

á pu juger cette importante question pathologique en dernier ressort. Malheureusement, il résulte de ses recherches et de ses tentatives que la phthisie n'est pas plus curable par l'arsenic que par tout autre agent médicamenteux.

Pour bien traduire la manière de penser de l'auteur sur l'action thérapeutique de l'arsenic dans les maladies du poumon, il convient de vous exposer sommairement son interprétation de l'action curative de cet agent dans la bronchite chronique, qui ne coexiste pas avec le tubercule.

L'arsenic est un moyen si énergique contre la bronchite chronique, que, quand celle-ci résiste à son action, notre confrère ne craint pas d'avancer que toute autre médication sera sans effet, et que la maladie pulmonaire se terminera par la mort. Mais pour que cet agent médicateur exerce toute sa puissance thérapeutique contre la bronchite, il faut qu'il soit employé localement et généralement. Dirigé, sous forme de fumigation humide, à l'aide de l'appareil pulvérisateur de M. Salles-Girons, l'arsenic porte sur la muqueuse laryngo-bronchique une action dynamique locale, semblable en tous points, sauf l'action caustique, à celle qu'il exerce sur les tumeurs ou sur les ulcères de mauvaise nature; il modifie *vitalement* la membrane des bronches de manière à changer et son mode de nutrition et son mode de sécrétion. L'action générale de l'arsenic venant à l'aide à l'action topique de ce métalloïde, l'inflammation chronique de la muqueuse pulmonaire cède bientôt.

Dans ces derniers temps, deux médecins distingués, l'un étranger, M. Vood, l'autre français, M. Duclos de Tours, ont publié des faits remarquables de bronchite chronique accompagnée d'asthme, qu'ils auraient radicalement guérie par l'usage des préparations arsenicales, mais dont la cause se serait trouvée dans un herpétisme répercuté. En généralisant ce fait étiologique, ces deux praticiens ont soutenu que l'arsenic ne guérissait la bronchite chronique que parce que celle-ci consistait toujours en une psore ou un eczéma des bronches, et que d'ailleurs l'arsenic était l'agent presque spécifique de ces deux états herpétiques.

En admettant la valeur clinique de ces faits, l'auteur prouve par des observations nettement présentées, que l'arsenic guérit la bronchite chronique, soit qu'elle existe par elle-même, soit qu'elle manifeste symptomatiquement une affection eczémateuse de l'appareil bronchique.

Cela dit de l'action thérapeutique de l'arsenic dans les maladies de l'appareil pulmonaire, l'auteur détermine très-facilement la part que cet agent doit avoir dans la curation palliative ou radicale de la phthisie. Il démontre clairement que la modification du poumon par l'arsenic est toujours impuissante pour prévenir ou pour arrêter l'évolution de cette grave maladie. Cette modification ne fait que simplifier la phthisie en améliorant la bronchite qui l'accompagne d'une manière nécessaire, en interrompant les paroxysmes que le travail suppuratif a fait éclore, ou en activant la fonction digestive.

Il en est de même de l'asthme : ce dernier, rarement essentiel, est presque toujours conjoint à une bronchite chronique qui, s'exaspérant de temps à autre, entraîne toujours l'état dyspnéique. D'après cela, l'arsenic ne guérit pas l'asthme ; mais il l'améliore en combattant l'élément catarrhal.

L'arsenic modifie aussi très-avantageusement l'aphonie, quand cette dernière est la manifestation symptomatique d'une inflammation chronique du larynx ou de la trachée-artère, ou bien quand elle coïncide avec des ulcérations de l'organe vocal; dans ces cas, les fumigations ont toujours plus d'effet que l'arsenic donné intérieurement.

En quittant les maladies de l'appareil respiratoire, l'auteur aborde l'étude si importante des dermatoses, mais ici il néglige le côté pratique de la question : ne jetant qu'un coup d'œil rapide sur cette partie spéciale de la pathologie, il se contente de mentionner que la plupart des dermatologistes de notre époque accordent à l'arsenic une efficacité réelle contre un grand nombre de maladies cutanées.

L'auteur dit quelques mots de l'affection vermineuse au point de vue de son traitement par l'arsenic.

Dans une partie de son travail, intitulée *Congestions apoplectiques*, l'auteur examine l'opinion de M. Lamarre-Picquot, qui croit que l'arsenic est l'agent préventif par excellence des accidents congestifs du cerveau. Ce dernier médecin affirme, d'après son expérimentation clinique, que l'arsenic administré à petites doses, diminue promptement le nombre des globules rouges du sang ; que par suite de cette déglobulisation, ce liquide nourricier devenant moins excitant, fait perdre à l'économie la tendance aux congestions apoplectiques.

Loin de désapprouver M. Lamarre-Picquot, l'auteur reste convaincu que l'arsenic modifie profondément la partie cruorique du liquide sanguin. Seulement, comme si M. Lamarre-Picquot avait oublié que l'arsenic est un excitant du système circulatoire, l'auteur adjoint à cet agent déglobulisateur deux autres collaborateurs thérapeutiques, l'alcoolature d'aconit, et la teinture de digitale. L'aconit diminue la contractilité des parois vasculaires, la digitale hyposthénise le centre de la circulation. Avec cette triade thérapeutique, l'auteur fait disparaître assez rapidement tous les symptômes qui révélaient l'imminence d'une congestion apoplectique.

Trois médecins anglais, Locok, Hunt, Burm, ont, dans ces derniers temps, prôné outre mesure l'arsenic dans le traitement de quelques maladies de l'utérus ; la ménorrhagie, la métrorrhagie, la dysménorrhée, l'aménorrhée, la leucorrhée, ont été heureusement modifiées par l'usage de cet agent, disent ces Médecins dans quelques écrits qu'ils ont publiés à ce sujet. L'auteur examine ces travaux avec beaucoup de soin, les discute sérieusement au point de vue clinique, et démontre que nos confrères d'outre-mer se sont laissés guider par la théorie plutôt que par la saine observation. A l'aide de plusieurs faits qui lui sont personnels, il conclut, contrairement à l'opinion des médecins anglais, et jusqu'à plus ample informé, que l'arsenic ne peut guérir une hémorrhagie utérine quelconque, pas plus que la dysménorrhée ou l'aménorrhée.

La gastralgie et la dyspepsie tiennent une grande place dans le travail que nous analysons. Ordinairement rebelles aux diverses médications qu'on a pu tenter contre eux, ces deux états anormaux de l'estomac cèdent comme par enchantement à l'administration de l'arsenic : telle est l'efficacité thérapeutique de cet agent dans ces cas, dit l'auteur, qu'il améliore la dyspepsie symptomatique d'une squirrhosité, et qu'il fait disparaître pour toujours celle qui se rattache à une atonie de l'estomac. Ces propositions pathologiques pleines d'actualité sont confirmées par six observations que l'auteur rapporte avec tous les détails nécessaires. Deux d'entre elles sont relatives à des sujets qui étaient affectés de tumeur ou d'ulcère cancéreux de l'organe principal de la digestion. Ces deux faits servent de base à des considérations cliniques d'une certaine importance ; par eux, l'auteur peut affirmer que l'arsenic modifie le cancer du conduit alimentaire et les phénomènes gastralgiques et dyspepsiques qui s'y rattachent, par une action dynamique toute locale.

La chorée, cette névrose si singulière, attire toute l'attention de l'auteur. Réunissant un grand nombre de faits cliniques pris à différentes sources, il compare les cas de cette affection guérie par diverses médications avec ceux dont l'arsenic a été l'agent curatif. D'après ce rapprochement, il résulte que ce dernier est en première ligne. Toutefois, les bains sulfureux constituent le moyen thérapeutique qui rivalise le plus sûrement avec lui. Mais comme tous les Médecins qui ont voulu faire de ce métalloïde un quasi-spécifique de la chorée, l'auteur néglige entièrement l'étude étiologique de cette névrose. D'après lui, qu'elle soit simple ou qu'elle soit liée à une diathèse, la danse de Saint-Guy doit toujours céder à l'emploi de l'arseniate de potasse. Votre Commission n'a pu accepter une proposition thérapeutique aussi absolue ; tout en admettant que l'arsenic peut guérir souvent la chorée, elle reste convaincue qu'en bonne pratique, une médication quelle qu'elle soit d'ailleurs, doit se proposer, toutes les fois que la chose est possible, l'annihilation de la cause morbide. Disons, au reste, que l'auteur n'a aucun fait particulier à l'appui de la curation de la chorée par l'arsenic.

La dernière partie de cet important travail traite des fièvres d'accès au point de vue de leur traitement par l'arsenic. Dans ce chapitre, l'auteur fait un historique succinct mais très-complet de cet agent employé comme fébrifuge aux différentes époques de la science. Il scrute l'immense question des pyrexies dans toute sa profondeur, en examine avec soin les particularités étiologiques et thérapeutiques; cela fait, il réunit 7,008 cas de fièvres de tous les types, à formes diverses, observés sous des latitudes différentes et dans des pays plus ou moins infectés par le miasme marématique. En analysant avec soin cette masse de faits cliniques, l'auteur a remarqué que l'arsenic guérissait 90 fois sur 100. Cette statistique générale se trouve solidement corroborée par 852 observations, toutes recueillies par l'auteur lui-même; sur ce nombre 852, l'arsenic a été couronné de succès 740 fois; il a échoué seulement 112. De là, l'auteur conclut hardiment que l'arsenic est un anti-périodique, pour le moins égal au sulfate de quinine.

Comme tous les praticiens qui ont expérimenté l'arsenic dans les maladies périodiques, l'auteur a reconnu que ce moyen médicamenteux réussissait mieux contre le type tierce. Les considérations qu'il a présentées sur cette particularité clinique, intéressent vivement le lecteur. Il a aussi examiné comparativement l'action de l'arsenic et de la quinine sur les engorgements viscéraux; tout en faisant remarquer que le premier de ces moyens convient surtout dans les fièvres compliquées d'engorgements par la cachexie paludéenne, il a démontré que l'arsenic ne saurait être considéré comme un moyen plastique. Cet agent ne corrobore l'économie délabrée qu'en activant la fonction digestive qui fournit à la masse sanguine une plus grande somme de matériaux réparateurs.

Quoique l'arsenic soit un fébrifuge aussi efficace que la quinine, l'auteur reconnaît qu'on ne doit point l'employer, dans l'état actuel de la science, pour combattre les fièvres pernicieuses. Dans tous ces cas, dit notre savant confrère, le temps presse; il faut agir vite et vigoureusement; mais, d'après l'expérience de tous les cliniciens, l'action anti-périodique de l'arsenic est subordonnée à une dose qui pourrait devenir toxique si on la faisait prendre dans l'intervalle de deux accès.

Par les recherches qu'il a faites dans les écrits des médecins espagnols, l'auteur nous fournit des données pratiques de la plus grande importance. C'est ainsi qu'il a découvert dans l'ouvrage si estimé de Garcia Lopez, un ensemble d'observations desquelles il résulte que l'usage de l'arsenic a pu être tenté avec avantage chez des sujets très-jeunes. Le médecin espagnol a le premier expérimenté cet agent fébrifuge chez les enfants de tous les âges, depuis six mois jusqu'à dix ans. Ce document clinique nous a paru d'autant plus précieux, que les praticiens tant français qu'étrangers qui ont écrit sur l'arsenic, gardent le silence le plus absolu à cet endroit de la médication anti-périodique.

Telle est, Messieurs, la substance du Mémoire n° 6, que votre Commission a jugé bien supérieur à tous les autres. Votre question se trouve résolue d'une manière satisfaisante *au point de vue pratique*. Plusieurs parties de la pathologie interne y sont sérieusement discutés par rapport à la médication arsenicale. Ce Mémoire, d'ailleurs écrit très-méthodiquement, se fait remarquer par un style correct, énergique et précis.

MÉMOIRE N° 7.

Epigraphe — *Ars lónga* (1).

Nous omettrons d'abord la première et la dernière partie de ce Mémoire, attendu qu'elles ne se rapportent nullement à la question proposée. En effet, la première traite fort longuement de l'histoire chimique de l'arsenic et de ses composés; la deuxième étudie ce métalloïde au point de vue toxicologique. Reste donc la partie médicale de ce travail.

---

(1) Ce manuscrit, *qui ne portait pas d'épigraphe*, commence par ces mots : « *Si l'on cherche l'étymologie de l'arsenic.....* »

Dans cette partie, l'auteur commence par l'étude des fièvres d'accès, traitées successivement par le quinquina et par les préparations arsenicales. Notre confrère est riche en faits cliniques sur cette matière; il a traité, depuis 1855 jusqu'en 1861, plus de douze cents malades. La médication quinique employée chez tous les fébricitants aurait eu le plus grand succès chez quatre cents, tandis qu'elle se serait montrée complétement impuissante chez huit cents d'entre eux, c'est-à-dire chez les deux tiers. Ces huit cents malades réfractaires au quinquina, n'auraient pu guérir que par l'usage de l'arsenic. Cela nous paraît très-clair; cependant nous éprouvons le besoin de résumer cette proposition : sur 1200 malades, la quinine a réussi chez 400; elle a échoué chez 800, et ces 800 ont été guéris par l'arsenic. Ainsi s'exprime notre confrère. Maintenant, si nous examinons les tableaux récapitulatifs de son travail, qui répartissent les 1200 malades entre sept années, nous constatons que 42 de ces 1200 fébricitants ont succombé pendant le traitement quinique, et que 193 seulement réfractaires à cette médication, ont pu être guéris par l'arsenic. Il suit de là que l'arsenic a réussi 193 fois au lieu de 800 fois sur 1200 fois. Quelle énorme contradiction !

Depuis 1859 jusqu'en 1861, l'auteur a eu occasion de traiter par l'arsenic seul 371 fébricitants (il ne mentionne pas si les 371 malades font partie des 1200 dont il est question dans les tableaux synoptiques.) Sur ce nombre 371, 8 ont succombé pendant la durée du traitement arsenical; 10 ont été rebelles à cette médication et ont été guéris par le sulfate de quinine. Eh bien! en ajoutant les 353 qui ont été traités avec succès par l'arsenic, aux 193 qui figurent dans les tableaux récapitulatifs, on a une somme de 546. Or, ce nombre est encore bien inférieur à celui de 800; il constate une différence de 254.

Il résulte de ce qui précède que la statistique de ce travail contient une erreur considérable. En la constatant, votre Commission a remarqué que notre confrère n'avait pas apporté une grande attention dans la coordination de ces faits nombreux, pas plus que dans leur appréciation clinique. Ainsi, ces 1200 fièvres étaient-elles quotidiennes, tierces, quartes, simples ou compliquées, récentes ou invétérées? Les malades étaient-ils jeunes ou vieux? habitaient-ils un pays plus ou moins palustre? Toutes ces considérations, qui sont d'une importance majeure en médecine pratique, sont passées inaperçues. Bien plus, l'auteur néglige de faire connaître les causes de la mort des malades qui ont succombé, savoir : 42 pendant le traitement quinique, 8 pendant le traitement arsenical ; de pareilles réticences ne peuvent point être tolérées dans une science toute d'observation.

Ce que je viens de vous rapporter de ce Mémoire, vous suffirait sans doute pour vous le faire juger. Mais laissez-moi vous dire encore quelques mots sur le chapitre que notre confrère consacre aux maladies cutanées.

En France, comme dans les pays chauds où il a exercé la médecine, l'auteur a eu maintes fois l'occasion d'expérimenter l'arsenic dans la plupart des dermatoses. D'après un grand nombre d'observations qu'il a pu recueillir, il peut affirmer que cet agent est efficace contre les maladies cutanées arrivées à leur période chronique. Il n'a pas cru nécessaire de vous indiquer le nombre de ces cas cliniques, car il n'en relate pas un seul. Nous ne pouvons que féliciter ce confrère sur sa grande pratique en fait de fièvres d'accès et de maladies de la peau. Mais nous aurions désiré qu'il eût mieux classé ces 1200 cas de fièvres, et qu'il nous eût fourni quelques faits détaillés des dermatoses qu'il a si heureusement guéries.

Enfin, l'auteur termine en disant quelques mots sur les névralgies, la chorée, les syphilides ; mais il n'y a rien dans cette étude qui mérite l'attention de la Société.

Frappée des erreurs numériques que contient ce travail dans l'article fièvres intermittentes, du défaut absolu d'observations dans le chapitre des dermatoses et de quelques incorrections de style, votre Commission n'a pas jugé ce Mémoire digne d'être récompensé.

D'après les diverses appréciations qui précèdent, la Commission a l'honneur de vous proposer :

1º D'accorder le prix entier de 300 fr. à l'auteur du Mémoire nº 6 ;

2º D'accorder une mention *très-honorable avec éloges*, aux auteurs du Mémoire nº 4 et du Mémoire nº 5.

Ces deux travaux ont été jugés si remarquables, que la Société regrette très-vivement de n'avoir pu mieux les récompenser ;

3º De nommer, s'il y a lieu, les trois lauréats Membres correspondants, conformément à l'art. 32 des Statuts.

Lu et adopté dans la séance du 1er mai 1862.

(*Voir les noms des Lauréats dans le procès-verbal de la séance publique*, ci-dessus, page 6).

RAPPORT

PRÉSENTÉ, DANS LA SÉANCE DU 2 DÉCEMBRE 1861,
PAR UNE COMMISSION DE CINQ MEMBRES (1),

Sur les travaux adressés par MM. les Docteurs Jules Delaye, Guitard, Desclaux et Idrac, à l'appui de leur candidature à une place de Membre résidant, déclarée vacante.

MESSIEURS,

Avant de vous rendre compte des travaux importants qui ont été adressés à la Société de Médecine, permettez-moi de vous exprimer combien je vous suis reconnaissant de m'avoir admis parmi vous. J'estime aujourd'hui cette faveur d'autant plus grande, que des hommes d'un mérite incontestable se disputent l'honneur d'occuper la place que vous avez déclarée vacante, et que, si je ne me trompe, la Société aura l'embarras du choix.

En me chargeant des fonctions de Rapporteur, la Commission aura, je le crains, trop présumé de mes forces. Malgré tout le soin que j'ai mis à faire selon ses vœux, je n'ose espérer d'avoir convenablement rempli ma tâche. Toutefois, confiant dans la bienveillance de ses Membres et dans l'indulgence de la Société, je viens vous soumettre la courte analyse des travaux des quatre compétiteurs.

La Société ne doit point ignorer que l'ordre que nous avons suivi dans l'exposition de notre Rapport ne constitue pas un classement par ordre de mérite.

---

(1) Commissaires : MM. *Cayrel*, *Marchant*, *Ripoll*, *Janot*, et *Noguès*, Rapporteur.

Trois cas de rémission dans le cours de la paralysie générale, suivis de quelques aperçus sur la nature de cette maladie ; par M. le Docteur Jules DÉLAYE.

Dans ce travail, où l'ordre et la clarté se font remarquer, M. Delaye se propose de prouver, autant qu'il peut le faire, par les trois observations qu'il rapporte, que la paralysie générale progressive peut être curable dans quelques circonstances.

D'accord avec MM. Baillarger, Calmeil et Sause de Marseille, l'auteur admet que la paralysie progressive offre des rémissions bien marquées. Mais tandis que ces aliénistes n'ont parlé de ces rémissions qu'au point de vue de l'irresponsabilité du malade pendant tout le temps de leur durée, M. Delaye soutient qu'elles doivent être considérées, dans quelques circonstances, comme équivalant à une guérison ; c'est au moins ce qu'il veut induire de ses observations.

Cette proposition de l'auteur tendant à établir que la paralysie progressive se termine quelquefois par le retour à la santé, lorsque tous les hommes spéciaux s'accordent à considérer cette grave maladie comme absolument incurable, nous avons dû apporter une grande attention dans l'appréciation des trois faits relatés par M. Jules Delaye.

Disons-le tout d'abord, les trois observations contenues dans le travail de l'auteur n'offrent point toute la précision clinique qu'on est en droit d'exiger de lui. En effet, examinées avec soin, on voit qu'elles laissent quelque chose à désirer. C'est ainsi que, dans les deux premières, nous ne trouvons aucun renseignement sur l'âge, le tempérament, la constitution, les habitudes et la généalogie ou ascendance des malades ; il n'y est pas dit un mot sur l'état antérieur de leur santé. Or, toutes ces circonstances sont d'une nécessité rigoureuse dans la relation d'un fait clinique ; le plus souvent elles servent puissamment à éclaircir l'étiologie, la nature, et par suite la thérapeutique de ces maladies ; en outre, la détermination de l'époque à laquelle la paralysie a commencé, de celle où se sont développés les accidents qui marquent la marche de la maladie, fait complétement défaut.

Mais examinons chacune de ces observations en particulier, et voyons si leurs significations diagnostiques restent bien fondées.

La première est relative à un négociant de Toulouse, qui est entré dans l'établissement des aliénés, au commencement de l'année 1846, présentant tous les symptômes de la paralysie progressive : embarras de la langue, tremblement des extrémités, perte de mémoire et affaiblissement de l'intelligence; idées ambitieuses; — une attaque épileptiforme, qui surprit le malade peu de temps après son entrée, aggrava considérablement son état : depuis lors, trois autres attaques successives eurent lieu et le plongèrent dans cette annihilation de l'intelligence et de la musculation, qui caractérise la dernière période de la paralysie progressive. Sur ces entrefaites, sans cause connue et sans qu'on eût employé aucun traitement, cet état de décrépitude physique et morale fit place à un délire aigu, qui nécessita l'usage de la camisole de force, et qui disparut quinze jours après. Depuis cette époque, le malade se rétablit d'une manière si radicale qu'il put reprendre son commerce dans nos possessions d'Afrique, et le continuer sans interruption pendant quatre années; mais alors ce malade mourut paralytique.

Telle est la substance de la première observation présentée par M. Delaye ; telle qu'elle est, elle n'a pas convaincu la Commission que ce malade soit passé par toutes les phases de la paralysie progressive; il est bien difficile d'admettre, dans l'état actuel de la science, que cette redoutable maladie arrive jusqu'à sa période ultime sans se terminer d'une manière funeste. Il a paru plus sage à la Commission de croire que ce malade a éprouvé ce que M. Calmeil a appelé *attaques de congestion cérébrale temporaire;* que la quatrième attaque qui aura été plus intense que les précédentes, aura déterminé un foyer hémorragique, dont la résorption se sera produite insensiblement. Au reste, en nous disant que le malade est mort

paralytique quatre ans après le rétablissement de sa santé,
l'auteur nous laisse dans l'ignorance la plus complète quant à
la manière d'être de la paralysie, et aussi quant à la manière
dont elle s'est effectuée. Cette dernière a-t-elle éclaté subite-
ment, ou bien s'est-elle établie avec lenteur et progressive-
ment? La réponse à cette question nous aurait été très-utile
pour savoir si l'auteur à eu affaire à une paralysie progressive ou à des attaques congestives de l'encéphale.

La deuxième observation concerne un propriétaire d'un dé-
partement voisin. Ce monsieur a été admis dans l'établissement au mois de juin 1848. Il a présenté, dit l'auteur,
tous les symptômes d'une paralysie progressive; c'est ainsi
qu'on a observé : la perte de la mémoire, le tremblement, la
faiblesse des membres, une ambition démesurée, des désirs
érotiques incessants. Avant son entrée à l'établissement, le
malade avait eu trois attaques apoplectiformes ; depuis il en
a eu deux ; la dernière l'a laissé à peu près paraplégique; de
gai qu'il était, il était devenu taciturne.

Sous l'influence de l'isolement et d'un régime approprié,
l'état du malade s'est rapidement amélioré, car, onze mois
après son admission, M. X... a pu sortir de l'établissement
complétement guéri. La guérison se maintient encore à l'heure
qu'il est.

Cette observation a laissé un grand doute dans l'esprit de
la Commission, quant à l'existence d'une paralysie progressive. En l'examinant avec attention, on est presque irrésisti-
blement porté à croire que M. X.,. a été atteint d'épilepsie
plutôt que d'une paralysie progressive. On sait, l'auteur le
reconnaît d'ailleurs dans la dernière partie de son travail,
que, dans quelques circonstances, le diagnostic différen-
tiel de ces deux terribles affections présente de grandes dif-
ficultés.

La troisième observation a pour sujet une fille publique
âgée de trente-trois ans, qui a eu plusieurs fois la vérole, et
qui s'est livrée pendant longtemps à tous les excès de l'alcoo-
lisme. Déjà, depuis quelques années, elle offrait un dérange-

ment mental très-notable ; ainsi que des tremblements dans les diverses parties du système musculaire ; lorsque, le 23 mai 1858, elle tomba dans le délire et se livra à des actes qui donnèrent lieu à son arrestation ; elle fut conduite à la Salpêtrière.

Là, quand cette malheureuse fut soumise à l'examen de l'homme de l'art, elle offrit un ensemble de symptômes qui révèlent, d'après l'auteur, la paralysie générale. Ces symptômes sont : embarras de la parole, tremblement des membres supérieurs, démarche mal assurée, pupille droite dilatée, mouvements incessants, idées ambitieuses. On pratiqua une saignée générale qui aggrava immédiatement son état : sur ces entrefaites, on reconnut que cette femme était enceinte de huit mois. A l'occasion d'une chute qu'elle fit, le travail de l'enfantement se déclara ; des phénomènes éclamptiques firent naître l'obligation de hâter l'accouchement, et de le terminer à l'aide du forceps. L'état de la malade pendant les manœuvres obstétricales paraissait si grave, qu'on n'en espérait rien. Cependant, à quelques jours de là, on vit l'amélioration s'établir insensiblement ; la malade recouvra l'usage de ses sens, les symptômes de paralysie disparurent ; en un mot, la santé de cette fille s'était rétablie complétement, lorsque, plusieurs mois après, une attaque d'apoplexie foudroyante vint mettre fin à ses jours.

Encore, dans ce cas, la Commission doit vous exprimer ses doutes sur l'existence de la paralysie générale. D'après l'ensemble de tous les faits symptomatiques et étiologiques qui sont dans cette observation, elle pencherait plutôt vers une chorée alcoolique que vers une paralysie progressive. Ces deux affections ont d'ailleurs entre elles des relations si étroites, qu'il est quelquefois bien difficile de les différencier, malgré le diagnostic comparatif qu'on fait de ces deux maladies. MM. Ludger et Perrin, dans leur livre intitulé : *Du rôle de l'alcool et des anestésiques dans l'organisme.*

Telles sont, Messieurs, les trois observations de rémission dans le cours de la paralysie progressive que vous a présentées M. Delaye. Si nous les avons justement appréciées, il doit résulter de la discussion à laquelle nous nous sommes livrés pour chacune d'elles, qu'elles n'ont point toute l'affirmation clinique de la paralysie générale.

Après avoir présenté ces trois faits, intéressants à plusieurs titres, l'auteur cherche à pénétrer la nature intime de la paralysie progressive. Il croit, d'accord avec M. Marchant, si compétent en pareille matière, que la paralysie générale consiste d'abord en une excitation directe et particulière du système nerveux cérébro-spinal; que cette excitation nerveuse provoque une congestion encéphalique, qui détermine par la suite les lésions organiques qu'on trouve chez les paralytiques généraux. D'après cela, la paralysie progressive serait une névrose à son début.

L'auteur est d'autant plus fondé à penser ainsi, qu'il trouve entre la paralysie générale et plusieurs autres névroses, l'analogie la plus parfaite : ces névroses sont, la chlorose, l'hystérie, et surtout l'épilepsie. Cette analogie entre cette dernière et la paralysie générale est si grande, que tous les auteurs modernes, qui se sont occupés des maladies mentales, ont été quelquefois dans le plus grand embarras pour les différencier.

Après avoir admis que la paralysie générale est, à son début, une névrose du système nerveux de la vie animale, l'auteur veut aller plus loin; il veut arriver jusqu'à la connaissance de la cause primordiale de cette névrose. Se servant des belles expériences qui ont été faites, dans ces derniers temps, sur le système nerveux ganglionnaire, M. Delaye croit trouver le point de départ de la paralysie progressive dans l'influence pathologique que le grand sympathique exerce sur l'axe cérébro-spinal. Mais, de l'aveu de l'auteur, l'influence du système nerveux de la vie organique sur le cerveau, s'exerce par l'intermédiaire du système circulatoire. Or, le résultat morbide ou expérimental de cette influence est la congestion de l'encéphale; mais alors la paralysie progressive, au lieu d'être une névrose du système nerveux cérébro-spinal, serait, au contraire, une névrose du grand sympathique.

4

Mais le grand sympathique est pour peu de chose, ou pour rien, dans dans les phénomènes initiaux qui manifestent la paralysie progressive; donc celle-ci ne saurait être le résultat d'une névrose du système ganglionnaire.

Quoi qu'il en soit de cette critique, peut-être trop sévère, du travail de M. Jules Delaye, la Commission lui a reconnu un mérite réel.

Un cas de Diathèse hémorrhagique, par M. le Docteur GUITARD.

Sous le titre *Observation de diathèse hémorrhagique*, M. le Dr Guitard a adressé à la Société de médecine un Mémoire qui a attiré toute l'attention de la Commission. Ce travail, disons-le tout d'abord, offre un intérêt clinique d'autant plus important, que les faits de diathèse hémorrhagique ne sont pas très-communs dans nos contrées; aussi c'est à cause de la grande valeur de ce cas pathologique que la Commission a discuté sérieusement les diverses parties du travail de M. Guitard, dont voici le résumé critique.

Raisonnant d'après MM. Roche et Gendrin, l'auteur du Mémoire considère la diathèse hémorrhagique comme devant consister en une prédisposition particulière du malade. Mais cette prédisposition a-t-elle sa cause dans un état spécial du système nerveux, dans une modification anatomique du système musculaire, ou dans une dyscrasie sanguine ? Dans l'impossibilité de répondre à ces questions, cliniquement ou d'une manière expérimentale, M. Guitard se tient dans une sage réserve, en suivant l'exemple des auteurs qu'il a cités, et qui ont écrit que la diathèse hémorrhagique devait être rapportée à une prédisposition particulière du sujet. Comme vous le voyez, Messieurs, l'auteur n'a pas jusqu'ici pénétré la nature de l'hémophylie; mais ce qu'il n'a pas fait au commencement de son travail, il s'efforcera de le faire à la fin.

En attendant, M. Guitard collige un certain nombre de faits de diathèse hémorrhagique, qu'il prend à différentes sources, et dont il se sert pour donner au sien une plus grande valeur.

Le sujet de son observation est un nommé Meyssés, âgé de trente-un ans, qni est entré dans le service des fiévreux le 3 janvier 1861. Ce malade rapporte qu'il a éprouvé des épistaxis et des hémoptysies depuis l'âge de treize ans, que ses parents ont été eux-mêmes sujets à des exhalations sanguines diverses, et que son enfant, âgé de huit ans, éprouve les mêmes accidents hémorragiques que lui.

Cette observation, rédigée d'une manière claire et précise, fournissant sans aucun doute l'exemple d'une diathèse hémorrhagique, a paru complète à la Commission, tant sous le point de vue des symptômes qui la manifestent, que sous celui du traitement qui lui a été opposé. En la lisant, nous avons remarqué que l'auteur avait constaté un engorgement dans les deux tiers inférieurs du poumon droit : cette particularité symptomatologique serait passée inaperçue si elle n'était pour l'auteur un point très-important, sur lequel il s'appuie pour formuler la théorie des hémorrhagies spontanées en général.

Après avoir présenté l'observation, M. Guitard rapporte les différentes théories des hémorrhagies essentielles : il indique successivement celles de Paracelse, de Vanhelmont, de Stahl, d'Hoffmann et de Bichat. Après les avoir mentionnées sans les discuter, l'anteur les rejette toutes comme étant insuffisantes ou incapables de rendre compte du grand phénomène de l'exhalation sanguine. Mais si les auteurs anciens qu'il cite n'ont pu expliquer convenablement le mode hémorrhagique, il n'en est pas ainsi, dit l'auteur, des Médecins de notre époque. « De nos jours, dit-il, l'anatomie et la physiologie générale ont montré que toute hémorrhagie est la suite nécessaire de la rupture d'un vaisseau sanguin. »

La Commission n'a pu accepter cette proposition énoncée par l'auteur d'une manière aussi absolue. Elle a même cru qu'il s'était trompé, quand il a affirmé que l'histologie actuelle démontrait que toute hémorrhagie spontanée a sa cause dans une rupture vasculaire. L'auteur aurait dû, au moins, indiquer les ouvrages d'anatomie et de physiologie générales, où il est prouvé qu'une hémorrhagie essentielle ne peut être comprise que par la lésion d'un vaisseau capillaire artériel ou veineux.

Contrairement à l'opinion de M. Guitard, la Commission pense que, jusqu'à plus ample informé, il convient d'admettre l'hémorrhagie par *transsudation*, c'est-à-dire par l'exhalation des principes constitutifs du sang à travers les pores des parois vasculaires.

Dans ces derniers temps, la microscopie a pu déterminer approximativement le volume des globules sanguins; mais elle a été impuissante pour mesurer les pores des vaisseaux capillaires; dès-lors elle n'a pu dire, que d'une manière fort équivoque, qu'il y avait disproportion entre les globules et les pores vasculaires; que les globules d'un diamètre supérieur à celui des pores, ne pouvaient nullement sortir à travers ces derniers, et que, par conséquent, quand une hémorrhagie spontanée se manifestait, on devait admettre une rupture plus ou moins grande dans les parois des vaisseaux capillaires.

D'ailleurs, le grand phénomène de la nutrition, celui non moins important des sécrétions, attestent d'une manière péremptoire que les vaisseaux capillaires ne sont point imperméables. En effet, il a bien fallu, pour la réalisation de ces deux grandes fonctions, que les tissus que traverse le système capillaire, pussent puiser dans la masse du sang les matériaux qui conviennent soit à leur réparation, soit à la formation des humeurs sécrétées.

Au reste, l'opinion de la Commission est celle d'un grand nombre d'hommes éminents de notre époque. Broussais s'exprime ainsi dans son Cours de pathologie et de thérapeutique générales, tome 5, page 270 : « Dans certains cas de dévia-
» tions menstruelles, on a vu des hémorrhagies se faire par
» le bout d'un doigt, par un angle de l'œil, par une cicatrice,
» par une région de la peau; la congestion se formait, les
» pores s'ouvraient, et le sang coulait. Il y a dans toutes les
» hémorrhagies quelques phénomènes que l'on peut constater,
» mais non expliquer; ils tiennent aux lois vitales primitives
» que nous ne connaissons pas ou que fort incomplétement. »

Béclard s'exprime d'une manière très-explicite, dans son Traité d'anatomie générale, page 297 : « Quoique les parois de » tous les vaisseaux soient perméables, cependant cette pro- » priété est surtout remarquable dans les plus petits vais- » seaux. »

M. Barth dit, à propos des hémorrhagies spontanées, dans sa thèse de concours pour l'agrégation de médecine, 1838, page 43 : « Quant aux lésions des vaisseaux, bien rarement, » comme nous l'avons déjà dit, on voit un rameau d'un certain » calibre déchiré : souvent même l'examen le plus attentif ne » fait découvrir aucune rupture dans les capillaires ; il en est » ainsi surtout pour les membranes muqueuses sur lesquelles » Bichat n'a jamais pu les constater. »

M. Roche parle ainsi, dans le Dictionnaire de médecine et de chirurgie pratique, tome 9, page 444 : « Mais resterait à » découvrir la lésion primitive ; sur ce point on ne possède » rien de bien satisfaisant : l'exhalation du sang à la surface » de nos tissus est un des phénomènes les plus curieux de la » pathologie. Tant qu'on a pu croire à l'érosion ou à la rup- » ture des vaisseaux dans l'hémorrhagie spontanée, l'explica- » tion a paru toute naturelle ; mais depuis que, par des re- » cherches anatomiques attentives, on s'est convaincu que les » membranes qui sont le siége d'exhalations sanguines ne pré- » sentent, même à la loupe, aucune trace d'érosion ni d'au- » cune altération quelconque, il a cessé d'être aussi facile de » s'en rendre compte d'une manière satisfaisante. Vingt théo- » ries ont été proposées, et aucune n'a donné la clef du » mystère, et l'on se borne aujourd'hui à constater la plus » grande analogie qui existe entre ces hémorrhagies et le flux » menstruel tout aussi inexplicable qu'elles ; le sang paraît » être exhalé dans l'un et dans l'autre cas, à l'état morbide » comme à l'état physiologique, de la même manière que la » sueur, le mucus et la sérosité, et comme ces produits de sécré- » tion, sous l'influence d'un travail physiologique actif. »

Dans le 4ᵉ volume, page 438, des leçons de Physiologie et d'Anatomie comparée de M. Milne Edwards, on lit :

« Ainsi tout s'accorde à nous montrer que, chez l'homme
» et les animaux supérieurs, les parois du système circula-
» toire, bien qu'elles n'offrent à nos yeux ni fentes ni ouver-
» tures quelconques sont en réalité formées de tissus, dont
» la porosité leur permet non-seulement de s'imbiber des li-
» quides qui les baignent, mais de laisser filtrer ceux-ci à
» travers leur substance. »

Enfin, un auteur plus récent et très-adonné à l'anatomie
pathologique, M. le professeur Bouillaud dit dans sa Clinique
médicale, tome 3, page 298 : » Je ne déciderai pas si dans les
» hémorrhagies actives l'effusion sanguine a lieu par exhala-
» tion, par rupture ou autrement. »

Mais cette manière d'expliquer la sortie du sang des vaisseaux capillaires n'est que la partie anatomique de la théorie exposée par M. Guitard ; quant à la partie vraiment phy-
siologico pathologique, celle qui doit faire comprendre comment la diathèse hémorrhagique s'établit, l'auteur la trouve
complétement exprimée dans l'ouvrage de M. Virchow, intitulé *Pathologie cellulaire*.

Déjà, depuis un an, j'ai lu et relu le livre du Médecin
allemand, et je dois dire, à ma honte, que je n'y ai presque
rien compris. A l'occasion du travail de M. Guitard, j'ai dû
encore parcourir quelques passages de cet ouvrage nébuleux,
et je trouve à la page 110 et suivantes, la manière dont
M. Virchow explique la diathèse hémorrhagique.

Ce savant d'outre-Rhin avance que le sang, considéré au
point de vue physiologique, ne se forme pas et ne se recons-
titue pas par lui-même ; il veut qu'il soit dépendant de l'action successive des organes sains (ce que tout physiologiste
accorde). Or, lorsque le sang se trouve modifié dans sa com-
position normale, de manière à produire l'hémophylie, on
doit, dit-il, chercher la cause de cette modification dans la lésion de quelque organe, le foie ou la rate par exemple. Ces
deux viscères engorgés ou lésés envoient incessamment dans la
masse sanguine des particules organiques capables d'en entretenir la dyscrasie. Cette altération du sang est la cause de

la diathèse hémorrhagique qui persistera tant que ces engorgements viscéraux continueront à entretenir la modification du fluide sanguin.

Du reste, je peux résumer la discussion à laquelle s'est livrée M. Virchow, en citant la proposition suivante extraite de sa pathologie cellulaire. « Toute dyscrasie durable dépend » de l'apport durable de substances nuisibles provenant de cer- » tains points. »

Mais, pour ne parler que de l'engorgement du foie et de la rate, dans un cas de dyscrasie sanguine, n'est-il pas vrai que, le plus souvent, l'altération du sang précède presque toujours ces engorgements? C'est au moins ce qui a lieu ordinairement dans l'infection paludéenne. Or, dans ces cas, les engorgements viscéraux sont l'effet et non la cause de la modification de la masse sanguine ; donc la dyscrasie, cause de la diathèse hémorrhagique, doit s'expliquer autrement que par l'engorgement du foie et de la rate

Acceptant pleinement les idées de M. Virchow, M. Guitard croit trouver chez son malade la cause de la diathèse hémorrhagique, dans l'engorgement qu'il a constaté dans les deux tiers inférieurs du poumon droit. Il croit que cette lésion du poumon fait passer dans le torrent circulatoire des molécules qui déterminent et entretiennent la modification pathologique du sang, et par suite la diathèse hémorrhagique ; mais on peut objecter à M. Guitard que cette lésion de l'organe de l'hématose n'a pas existé pendant tout le temps qu'a duré la diathèse hémorrhagique ; que cet engorgement a été le précurseur immédiat et la suite de l'hémoptysie que le malade a présentée. Il faut bien qu'il en soit ainsi, puisque dans le traitement qui a été institué, on n'a rien dirigé contre la lésion pulmonaire, qui s'est dissipée peu de temps après que l'hémoptysie a cessé. Nous concluons donc que cet engorgement du poumon ne peut point être considéré comme la cause de la diathèse hémorrhagique.

Nous touchons à la fin du travail de M. Guitard. Là on voit que l'auteur apprécie très-convenablement les vraies causes de la diathèse hémorrhagique, dont le sujet de son observation nous fournit un si bel exemple. C'est ainsi qu'il démontre que l'hérédité, l'habitude des hémorrhagies qu'a contractées le malade, l'appauvrissement du sang, qui est la conséquence des pertes fréquentes et considérables que ce dernier a éprouvées depuis une vingtaine d'années, constituent la partie vraiment étiologique de ce cas morbide. Aussi voit-on que dans le traitement, il s'oppose par tous les moyens possibles à toutes ces diverses causes de l'hémorrhagie, et qu'il néglige complétement l'engorgement pulmonaire.

Tel est, Messieurs, le travail de M. Guitard. La Commission lui a reconnu un certain mérite : elle a pu s'apercevoir que l'auteur a dû faire des recherches minutieuses pour élucider son exemple de diathèse hémorrhagique.

Des injections iodées dans le traitement des fistules à l'anus,
par M. le Docteur DESCLAUX.

Le mémoire de M. le docteur Desclaux est intitulé : Des injections iodées dans le traitement des fistules à l'anus. Dans ce travail, d'ailleurs bien pensé et fait avec méthode, l'auteur s'efforce de prouver que les injections iodées doivent être généralement employées dans la curation des fistules à l'anus, et qu'elles doivent désormais remplacer toute opération sanglante, telles que l'incision et l'excision.

Nous allons parcourir rapidement le travail de M. Desclaux. et faire voir de quelle manière il se propose d'arriver à la démonstration de sa proposition.

Les recherches qu'il a faites dans les annales de la Chirurgie contemporaine lui ont permis de tracer d'une manière succincte l'histoire des injections iodées. Il parvient à établir qu'un grand nombre de Chirurgiens éminents ont expérimenté avec plus ou moins de succès, cette médication dans diverses maladies externes, telles que, l'hydrocèle, les kystes séreux ou synoviaux, l'hydartrose, les abcès fistuleux, les abcès par congestion, &c., &c.

Après ce court historique, l'auteur se met en mesure de faire l'application des injections iodées au traitement des fistules à l'anus, quelles qu'elles soient, complètes ou incomplètes, simples ou compliquées, essentielles ou symptomatiques. Il fait tous ses efforts pour battre en brèche la méthode opératoire généralement admise, depuis longtemps, par tous les bons Chirurgiens. C'est ici le moment d'examiner attentivement l'argumentation systématique qu'il dirige contre l'incision et l'excision.

L'auteur rejette l'excision si elle n'est combinée avec l'incision, comme devant procurer une perte de substance considérable, déterminer une douleur intense et amener une suppuration très-longue. Mais M. Desclaux ne doit pas ignorer que l'excision, telle que la pratiquaient Celse et Paul d'Egine, est bannie depuis longtemps de la Médecine opératoire. Il est bien entendu que l'excision ne peut être et ne doit être que le complément nécessaire de l'incision, dans le cas où le trajet fistuleux se complique de décollements considérables.

L'auteur accepte l'incision comme la méthode la plus convenable et la plus généralement employée : mais il lui attribue des accidents si graves et si nombreux, qu'on doit bien se garder, dit-il, de lui donner la préférence sur les injections iodées.

Ces accidents sont 1° l'hémorrhagie, 2° la phlébite, 3° l'infection purulente, 4° l'inconvénient d'une grosse mèche, qui doit être mise dans la plaie pendant un laps de temps variable.

Un mot sur chacun de ces accidents pour enlever à l'argumentation de l'auteur, l'exagération dont elle est empreinte.

1° *Hémorrhagie.* — L'hémorrhagie peut venir quelquefois compliquer l'opération de la fistule à l'anus : quand elle se montre, la perte de sang ne devient inquiétante que lorsqu'elle provient de la lésion d'une des artères hémorrhoïdales supérieures, branches terminales de la mésentérique inférieure. Mais cette lésion artérielle n'est produite que quand on a porté l'incision rectale bien au-dessus du sphincter interne. Or, depuis que MM. Larrey et Ribes ont démontré que, dans la plupart des cas, ou presque toujours, l'orifice interne de la fistule se trouve entre les deux sphincters, la plupart des Chirurgiens ont borné l'incision rectale au-dessous du sphincter supérieur, même quand les parois de l'intestin étaient dénudées dans une grande étendue, au-dessus de cette limite.

En se conformant à ce précepte opératoire, indiqué par la plupart des Chirurgiens de nos jours, on ne s'expose jamais à rencontrer les artères hémorrhoïdales supérieures. Cela étant, l'hémorrhagie tant redoutée par M. Desclaux, ne peut jamais prendre des proportions sérieuses, puisque, quand elle se présente, elle ne peut être fournie que par les artères hémorrhoïdales inférieures, branches de la honteuse interne, dont le calibre est toujours très-petit.

D'après cela, il est aisé de voir que l'hémorrhagie qui arrive lors de l'opération de la fistule à l'anus, doit être un accident fort rare, et que l'auteur a tort de s'appuyer sur lui, pour discréditer le mode opératoire généralement mis en pratique de nos jours, l'incision.

2° *Phlébite.* — Complication assez ordinaire des solutions de continuité d'une certaine étendue, la phlébite suit très-rarement l'opération de la fistule à l'anus. La raison en est, je crois, dans l'état anatomique des parties malades. En effet, que la fistule ait été produite par des tumeurs hémorrhoïdales suppurées, ou qu'elle ait été la conséquence d'un abcès développé dans la marge de l'anus, toujours est-il que, dans l'un comme dans l'autre cas, le trajet fistuleux a persisté pendant un temps plus ou moins long, avant qu'on en ait pratiqué l'incision. Or, l'existence plus ou moins prolongée de ce trajet a produit et entretenu une irritation dans les parties voisines, irritation qui a déterminé l'induration de toutes ces parties, par conséquent l'oblitération partielle des lacis veineux qui sont à la marge de l'anus. Les choses étant ainsi disposées, on conçoit comment la phlébite doit être rare à la suite de l'opération des fistules stercorales.

Si je suis fondé dans ce que je viens de dire, à propos de la phlébite, tous les raisonnements de l'auteur sont de nul effet, pour prouver l'avantage des injections iodées sur l'incision appliquée au traitement des fistules à l'anus.

3° *Infection purulente.* — L'infection purulente étant presque inséparable de la phlébite, il suffit de dire que puisque la seconde est rare, la première doit l'être dans le même rapport ; d'ailleurs la clinique vient à l'appui de ce que je viens d'avancer. J'ai vu pratiquer un très-grand nombre de fois l'opération de la fistule à l'anus, et très-rarement j'ai eu occasion de voir ces deux complications compromettre le succès de l'opération. Les divers auteurs que j'ai pu consulter sur ce sujet, ne mentionnent pas pour ainsi dire la phlébite et l'infectionpurulente, comme complications ordinaires de l'incision de la fistule. Au reste, si l'on avait tant à craindre la phlébite et l'infection purulente, par l'incision de la fistule avec l'instrument tranchant, on pourrait opérer au moyen de l'écraseur linéaire de M. Chassaignac.

4° *Application d'une grosse mèche dans la plaie.* — L'auteur prétend que l'application de la mèche entre les lèvres de la plaie détermine des douleurs rectales intolérables, des vomissements, une fièvre intense, le délire. La mèche trop volumineuse peut quelquefois gêner le malade, mais il est rare, très-rare d'observer les accidents que M. Desclaux lui attribue, quand elle est convenablement placée. D'ailleurs son emploi est nécessaire dans le traitement des fistules à l'anus par les injections iodées ; cela est si vrai que M. Boinet, partisan très-chaud des injections iodées, en recommande l'usage temporaire à la page 606 de son livre intitulé *Iodothérapie.* Voici ce qu'il dit ; « Le meilleur moment, pour faire réunir les » parties irritées, est celui où le gonflement se manifeste par » l'extravasation des liquides, et où la lymphe plastique coagu- » lable est sécrétée, c'est-à-dire dans la période adhésive de » l'inflammation. C'est pour cela qu'il est important de cher- » cher à rapprocher les parois fistuleuses 24 ou 48 heures » après l'injection iodée, en introduisant pendant 24 heures

» environ, une mèche dans le rectum, ou bien un petit ins-
» trument dilatateur de M. Gariel. »

Après avoir parlé des accidents de l'opération de la fistule
par l'incision, l'auteur passe au cas où le trajet fistuleux est
lié à la tuberculose pulmonaire. Il affirme que dans tous ces
cas, les injections iodées ne peuvent avoir aucun désavantage
en oblitérant la fistule, tandis que l'incision expose le malade
à toutes les conséquences d'une suppuration longue. Mais en
admettant que les injections iodées puissent cicatriser la fistule, la Commission pense qu'il serait téméraire d'agir ainsi
dans des circonstances semblables ; on doit s'exposer nécessai-
rement à voir l'état pathologique du poumon suivre une évolution rapide et funeste. Pour soutenir son assertion, l'auteur
s'appuie sur une autorité chirurgicale d'un grand poids, M. le
professeur Velpeau. Malgré toute la confiance que nous avons
accordée au travail remarquable de M. Desclaux, nous n'avons
pu cependant nous empêcher de nous assurer par nous-mêmes
si l'illustre chirurgien de la Charité a soutenu une pareille
opinion. Dans nos recherches, il nous a été facile de rencontrer l'ouvrage où M. Desclaux a trouvé écrit ce qu'il a fait dire
à M. Velpeau. On lit dans l'*Iodothérapie* de M. Boinet, p. 601,
la citation suivante : « Ces injections iodées constituent, en
» effet, la seule ressource que l'on ait dans tous les cas sem-
» blables, où l'état de la poitrine ne permet pas de pratiquer
» l'incision, et ces cas, il faut le dire, sont assez nombreux.
» Mais, pour accepter cette idée, il ne faut pas craindre que
» la guérison d'une fistule à l'anus puisse hâter le dévelop-
» pement ou la marche de la phthisie pulmonaire. Si la fistule
» à l'anus doit être respectée chez les phthisiques, ce n'est pas
» parce que la guérison aggrave la maladie principale. C'est,
» ainsi que le fait observer justement M. Velpeau, par l'im-
» possibilité d'en obtenir la guérison. »

Par cette citation extraite d'un travail de M. le Dr Dumont,
M. Boinet fait intervenir M. Velpeau dans cette importante
question ; mais il néglige d'indiquer le livre où ce dernier a
manifesté cette opinion. Voulant réparer cette omission, nous

avons feuilleté les ouvrages de l'illustre chirurgien de la Charité, et nous avons lu dans son *Traité de Médecine opératoire*, tom. III, pag. 1029, le passage suivant :

« L'expérience défend de pratiquer l'opération chez les phthi» siques : 1° Parce que le plus souvent la fistule ralentit la
» marche de la maladie de poitrine ; 2° parce qu'elle est ordi-
» nairement produite par l'ulcération d'un des mille tubercu-
» les dont tous les organes sont criblés ; 3° parce que la plaie
» ne guérit point, suppure abondamment, réagit d'une ma-
» nière fâcheuse sur l'ensemble de l'organisme, et 4° parce
» que, si par hasard elle se ferme, il est de remarque que
» l'affection pulmonaire, un moment entravée, manque rare-
» ment d'en être aggravée. »

On peut voir par là que M. Velpeau ne conseille pas toujours de cicatriser les fistules stercorales qui coïncident avec la tuberculisation pulmonaire.

Tels sont, Messieurs, les points les plus saillants de la partie théorique du travail de M. Desclaux.

Après avoir discuté son sujet avec habileté, l'auteur cite quelques faits cliniques à l'appui. La plupart de ces faits sont pris dans l'*Iodothérapie* de M. Boinet ; quelques-uns manquent de la précision clinique qui convient à une bonne observation ; d'autres témoignent assez bien de la réussite des injections iodées dans le traitement de la fistule à l'anus.

Mais de tous ces faits cliniques, celui qui appartient à M. Desclaux, vaut peut-être à lui seul, autant que tous ceux réunis dans l'ouvrage de M. Boinet. En effet, M. Desclaux ne laisse rien à désirer dans la rédaction de son observation : il étudie les antécédents du malade ; il examine avec soin l'état morbide local, et constate d'une manière non équivoque l'existence d'une fistule stercorale complète, avec deux ouvertures extérieures. Après avoir décrit minutieusement la manière de faire les injections iodées, l'auteur injecte la liqueur iodique pendant une quinzaine de jours.

L'inflammation adhésive se développe insensiblement dans tous les points de la surface du trajet fistuleux ; celui-ci se comble, et bientôt les deux orifices extérieurs de la fistule se cicatrisent. La guérison est obtenue et se maintient encore depuis quatre ans.

La Commission reconnaît au travail de M. Desclaux une grande valeur pratique. Elle reste persuadée que si l'auteur n'a pu faire prévaloir les injections iodées sur l'incision, il a le mérite d'avoir contribué, pour une large part, à prouver qu'avant d'en venir à une opération sanglante, dans le traitement des fistules à l'anus, le Chirurgien pourra sans inconvénient, et quelquefois avec avantage, employer les injections iodées.

Stylet tire-sonde, par M. le Docteur IDRAC.

M. le Dr Idrac a adressé à la Société de Médecine, un très-court Mémoire, intitulé *Stylet tire-sonde*, dans lequel il rend compte de la manière dont il a retiré du canal de l'urètre d'un vieillard, un fragment de sonde en gomme élastique. Il envoie en même temps le dessin d'un instrument qu'il a fabriqué *ad hoc*, et qu'il appelle du nom de *Stylet tire-sonde*. Je ne peux mieux faire, pour vous donner connaissance de cet instrument, que de vous lire la description qu'en donne M. Idrac lui-même.

« ... J'avais emporté la portion de sonde retirée du canal, pour être fixé tant sur son diamètre extérieur que sur celui de son conduit ou cavité. Je pris un bout de fil de fer de 25 centim. de long, et d'un diamètre égal au canal de la sonde ; j'en contournai une extrémité en anneau d'un centimètre et demi de diamètre ; l'autre extrémité fut limée en bec de flûte ou en biseau dans l'étendue de six millimètres ; je pris ensuite une vis à bois, dont l'extrême bout entrait à peine dans le canal de la sonde, j'en coupai la tête et limai la partie non vissée de la même manière que j'avais limé une des extrémités du fil de fer : les deux surfaces en biseau du fil de fer et de la vis à bois se correspondant parfaitement, je les assemblai et les liai avec un mince fil de fer recuit, je boraçai et soudai à l'argent les deux pièces qui ne firent plus qu'un seul corps solide. Cette soudure adoucie, j'empâtai la vis avec une partie égale de suif et de cire fondus ensemble dans une cuiller.

Mon instrument ainsi confectionné dans l'espace de demi-heure, je me rendis chez le malade pour m'en servir; bien huilé, je l'introduisis dans le canal de l'urètre; arrivé sur le tronçon de sonde, ce que je compris à ma main droite, je dus m'arrêter; j'introduisis alors mon doigt indicateur gauche dans l'anus, après l'avoir préalablement huilé, dans le but de fixer le bec du fragment de sonde et d'opposer une résistance à l'effort nécessaire pour visser mon instrument dans son canal.

A peine eus-je fait quatre tours, la vis fut suffisamment engagée, je tirai en avant, et le tronçon de sonde suivit comme par enchantement. Qu'on juge maintenant de mon contentement et de la joie de mon malade.

Il ne m'appartient pas d'exalter mon mérite dans cette circonstance; je laisse à l'appréciation des honorables membres de la Société de Médecine l'utilité de mon invention; toujours est-il que mon instrument pourra maintes fois être employé, surtout par les praticiens des campagnes, à cause de sa simplicité et de sa facile construction.

Mon instrument que j'appellerai *stylet tire-sonde*, pourrait être construit en acier pour plus de solidité, et être disposé de manière à être armé à volonté de vis à bois de diverses grosseurs, correspondant aux calibres des sondes de toutes dimensions, usitées dans la pratique chirurgicale, pour les affections des voies urinaires qui réclament l'usage de ces moyens.

A cet effet, le stylet tire-sonde, du diamètre de celui que je communique, porterait un trou vissé à son extrémité opposée à l'anneau, pour qu'on pût y adapter les vis à bois de dimension variée et dont j'ai déjà parlé.

Ci-joint mon instrument en nature dont je me suis servi, accompagné de la sonde détériorée et de son fragment.

Ci-joint encore un dessin représentant : 1° mon instrument tel qu'il a été d'abord conçu et exécuté par moi;

2° Le même instrument en acier et modifié, avec les vis à bois de rechange. »

Malgré le succès complet que l'auteur a eu dans cette circonstance, la Commission pense que l'emploi du stylet tire-sonde ne constitue point une méthode opératoire nouvelle, et que si son usage a été facile et efficace entre ses mains, il pourrait ne pas en être de même entre celles des praticiens de campagne, auxquels M. Idrac recommande particulièrement son instrument.

La fabrication et l'emploi du stylet tire-sonde, ont convaincu la Commission que M. Idrac était un artiste aussi heureux qu'habile.

Tel est le jugement que la Commission a porté sur les travaux qu'elle a été chargée d'examiner : elle a reconnu à chacun de ces Mémoires, une valeur pratique sur laquelle elle a attiré l'attention de la Société.

A l'appui de son travail, chaque compétiteur a adressé des titres que la Commission a sérieusement examinés; cependant, tout classement des candidats par ordre de mérite lui ayant paru impossible, elle n'a pu que les présenter *ex-æquo*. Là, doit se borner le rôle de la Commission ; à la Société maintenant le choix du Membre résidant.

Extrait des Mémoires de la Société de Médecine de Toulouse.

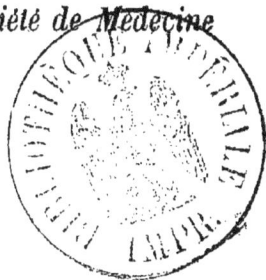

Toulouse, Imprimerie de CHARLES DOULADOURE.

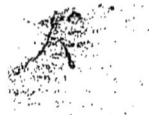